知らないほうが……
幸せかもしれない

コロナワクチンの恐ろしさ

医学博士・ウイスコンシン医科大学名誉教授
医師・ナカムラクリニック院長
ジャーナリスト・評論家
俊介 著

——良心派医師が心底憂慮する理由

SEIKO SHOBO

〔装幀〕フロッグキングスタジオ
〔本文DTP〕ホープカンパニー

〔序章〕船瀬俊介
ノーベル賞学者の警告「接種後2年で確実に死亡する！」

〔第1章〕高橋徳
すべてはPCR検査のウソから始まった

〔第2章〕高橋徳
私たち医師はなぜ、これほど憂慮するのか

〔寄稿〕いしいじんぺい

私がコロナ「ワクチン」を打たない3つの理由

〔おわりに〕船瀬俊介

ワクチンを打ってしまった人もあきらめない

〔序章〕船瀬俊介

ノーベル賞学者の警告「接種後2年で確実に死亡する!」

コロナは、ブラックコメディから悪夢のホラーへ……

高橋・中村・船瀬、共に立つ！

高橋徳博士と中村篤史医師はコロナに関して、屈指の論客である。

高橋博士は、地球をパニックに陥らせているコロナワクチンを真っ向から断罪する。

「……コロナ遺伝子を直接に人体に注射し、そのDNAによって体内でウイルスたんぱくを合成する。今まで人類はやったことがない。人体に猛毒ウイルスの〝種〟をまいている！強制接種は全人類をモルモットにしています」

彼は行動の学者だ。「接種、即中止！」を訴え、医師390人、地方議員60名、計450名を結集、『嘆願書』を2021年6月24日、厚労大臣に提出。その後記者会見を行い、ネット中継で配信。それは猛烈な勢いで全国に拡散している。

先立つ5月30日、博士と私は「反コロナワクチン」のテーマで、名古屋で講演を行った。この場に神戸から駆けつけてくれたのが中村医師だ。彼はやはり反コロナ、反ワクチンをSNSで精力的に発信し続けてきた。41歳。熱い正義漢の好漢だ。

われわれ3人は、その場で意気投合し、堅く手を結んだ。

「……共に結束して、この〝殺人ワクチン〟に立ち向かおう！」

――本書は、その熱き契《ちぎ》りの証しである。

被接種者が生物兵器に変身する⁉

――最初は、笑える〝コメディ〟だった。それが悪夢の〝ホラー〟へと突入しようとしている。もはや笑い事ではすまない。〝コロナワクチン仕掛人たち〟の狙いはワクチンを打った人たちを生物兵器に変えること……。

つまり――人類〝ゾンビ化〟計画――ではなかったのか？

ブラックコメディと笑っていた顔がひきつる。背筋に戦慄《せんりつ》が走る。

これが〝仕掛人たち〟の究極の目的だったのか……。そう、人口削減だ。

それはハリウッドのＳＦ映画『バイオハザード』に描かれた近未来そのものだ。この映画では巨大製薬会社から洩れた猛毒ウイルスが人類を次々に〝ゾンビ化〟させ、地球は死の惑星と化す。

コロナはたんなる仕掛け。〝やつら〟のほんらいの狙いはワクチンにあった。

ワクチンこそ、人類への最終攻撃兵器だったのだ。

国際機関や各国政府はとっくの昔に〝やつら〟に乗っ取られている。

その一つ、WHO（世界保健機関）の極秘文書が1972年、暴露された。

「……ワクチンに偽装した生物兵器を開発する」

つまり、あらゆるワクチンの真の正体は生物兵器であった。

その目的は言うまでもない。

人口削減と巨利収奪――わかりやすく言えば〝人殺し〟と〝金儲け〟である。

だから偽パンデミックとワクチン接種は、じつに見事なマッチポンプなのだ。

そして……コロナワクチンは、接種者をも生物兵器に変える……。

死亡率0・1%以下！ インフルより弱い

今回の新型コロナ騒動も〝やつら〟が決定したシナリオの一つなのだ。

ところが、そのもくろみは当初から外れた。

〝やつら〟が極秘裏に製造した人工ウイルス〝COVID《コヴィッド》-19〟なるものの致死率は、わずか0・1%以下だった（巷間伝わる致死率は水増しされている）。これは1000人が感染して死者は1人以下。ふつうのインフルエンザよりはるかに少ない。

新型コロナウイルスを〝生物兵器〟として製造し、ばらまいた連中も、これには当てが外れた。もっともよく研究されている韓国、アイスランド、ドイツ、デンマークによれば、C

ＯＶＩＤ－19の致死率は０・１％以下である。中国も日本も同様なのだ。

拍子抜けとはこのことだ。

しかし、乗りかかった船、もはや後戻りはできない。前に突き進むしかない。

仕掛けた連中は、遮二無二《しゃにむに》、陰謀計画を強行していった。

理想の世界人口は5億人……大量殺戮と金儲け「大作戦」

15年前からＣＩＡは計画

15年以上前から〝計画〟してきた極秘作戦だ。やめるわけにはいかない。

ＣＩＡ（米中央情報局）は次のような〝予測〟シナリオを密かに作成していた。

「……２０２５年までに、伝染性が強く治療法が無いコロナウイルスによる世界的パンデミックが発生する（発生させる）。そして世界人口の3分の1が感染するだろう」

じつに生々しいシナリオ（計画）ではないか……。

ちなみにエイズから鳥インフルエンザ、ＳＡＲＳ《サーズ》まで、これまで騒がれた世界的パンデミックもすべて、遺伝子組み換えによる生物兵器である。

そして――それらに対抗するためと称して、人類に強制接種されたワクチンなるものも生物兵器なのである。

さらに今回の新型コロナワクチンは、これまでとは様相が一変している。

それはもはやワクチンですらないという。


遺伝子組み換え生物に変身！


それは、もはやワクチンですらない――。

あなたにウイルスの〝DNA〟を注射し、あなたを〝遺伝子組み換え生物〟に変える。

人類史上いまだ誰も行ったことのない〝実験〟を、全人類に対して強行しているのだ。

米国の内科医であるキャリー・マディ医師はネット上で涙ながらに訴えている。

「……このタイプのDNAワクチンはこれまで一度も人間に使用されたことはありません。COVID－19ワクチンは、私たちを遺伝子組み換え生物に変えてしまう設計がなされているのです。DNA組み換え技術は、人の身体に永続的な未知の遺伝子的変化を引き起こすでしょう」

彼女の命がけの訴えに耳を傾けるべきだ。

「……一度DNAが変化してしまったら、その人は永遠に、生涯その変化とともに生きていくことになるのです。『ワクチンを打ったけど効かなかった』『もう、二度と打たない』では済まないのです」

接種後9週間で身体が生物兵器に

ネット上で5名の医師が緊急警告を行っている（第3章86ページ参照）。

それは、まさに人類〝ゾンビ化〟、「バイオハザード」の未来を予告するものだ。

「……まず、ワクチンを打つと9週間ほどで、その人の体内が新型コロナウイルスの〝培養器〟となる。そしてその場にいる他の人に感染させ、死なせてしまうことができる身体になる。呼気や汗、唾液などでも、ワクチンを打ったのと同じくらいの打撃を与えることができる〝殺人マシン〟になる」

ここで恐怖は「呼気によっても感染する」という警告だ。それは飛沫感染より恐ろしい。

想像してほしい。あなたの家族の一人がコロナワクチンを受けた。

すると9週間で猛毒ウイルスの〝培養器〟つまり感染源になる。

汗やツバだけでなく、吐く息でも、まわりの人に感染させていく。

すると今度は家族が〝ゾンビ化〟していく……⁉

頭から振りはらいたくなる。とても想像したくない惨状だ。

しかし、ワクチン接種が先行した世界各国では接種者への逆差別が起こっている。

「ワクチンを打った人は就業拒否」などの動きだ。

その意味では〝仕掛人たち〟が導入しようとしているワクチンパスポートなるものは、まさに〝ゾンビ〟の証明書となる！　あまりに皮肉な結果というべきだ。

〝ゾンビ化〟で自己免疫システムが破壊される

いっぽう、ワクチン接種で生物兵器と化した本人の末路も悲惨だ。

まず、ウイルスＤＮＡ注射で本人の自己免疫システムが破壊され続けていく。

だから通常のインフルエンザやがんなどの疾病に対しても免疫が効かなくなるのだ。

５人の医師はこう結論づける。

「……だから身体があらゆる病気にかかる。治す力がなくなる。最後には死を迎える。〝ワクチン〟と呼ばれるこの物質はワクチンではない。〝生物兵器〟なのだ。それは自己免疫システムを破壊する。さらにワクチンの中には、がん、ポリオ、インフルエンザなどの病原が山のように入っている。だから死亡しないほうがおかしい。２回目を打つと死亡する人が多い。それは１回目を打った後に免疫を破壊されているからだ。そしてそれらの病気で人生の幕を閉じることになる」（同）

ファイザー元副社長は「2年以内に死ぬ！」と告発

政府はあなたをだましている

「PCR検査は、水でもコーラでも〝陽性〟と出る」

「感染症の歴史で……第2波、第3波などは存在しない」

「コロナワクチンを打つと2年以内に死ぬだろう」

これら衝撃の発言の主は、なんとファイザー社元副社長で、ワクチン開発の責任者を務めていたマイケル・イードン医学博士（17ページ）。

彼はさらに続ける。

「遅くとも3年で死ぬことになる」

世界最大の製薬会社VIPの地位と巨額報酬を投げ捨て、内部告発者となった。ネットで訴えるその顔には、あとに引けない決意と悲壮感すら漂う。

「政府やメディアは、あなたをだましている」

彼は断言する。

「……だまされてきたんです。無症状感染、マスク着用にロックダウン、しまいには感染力の強い変異種……。けっして信じてはだめです。政府トップやファイザーの人間が、あなたたちのためにやっているなんて。人々の利益など考えていませんよ！　経済を破壊し、社会を分断し、心理戦により人々を精神的に追いつめ、抑圧し、痛めつけたのです」

動画サイトのインタビューに決然と答える。

「……期待するかもしれませんね。一生ものでもないデタラメの〝ワクチンパスポート〟で正常な世界にもどれるのでは？　と。真実を明かし、正直になることです。われわれは恐ろしいウイルスに攻撃されているのではない。異常なまでにわれわれを攻撃しているのは、政治を乗っ取った連中です。今が最後のチャンスです。私は懸念しています。〝ワクチンパスポート〟が世界で始まってしまうと、手遅れになるからです。私は必ずや阻止します。本気ですよ。今がターニングポイントなんです」（『Pandemic Podcast』）

すべてを失い正義のために

イードン博士の決断はわれわれの想像を超える。彼はすべてを投げ打った。

「……私は職を失っただけでなく、何十年来の友人もだれも連絡してこなくなりました。だからこそ、私がしていることは誠実です」

「……世界各国の政府、皆さんの政府も同様に嘘をついています。皆さんが安易に信じるよ

マイケル・イードン博士はこう警告！
（ファイザー社元副社長・ワクチン開発責任者）

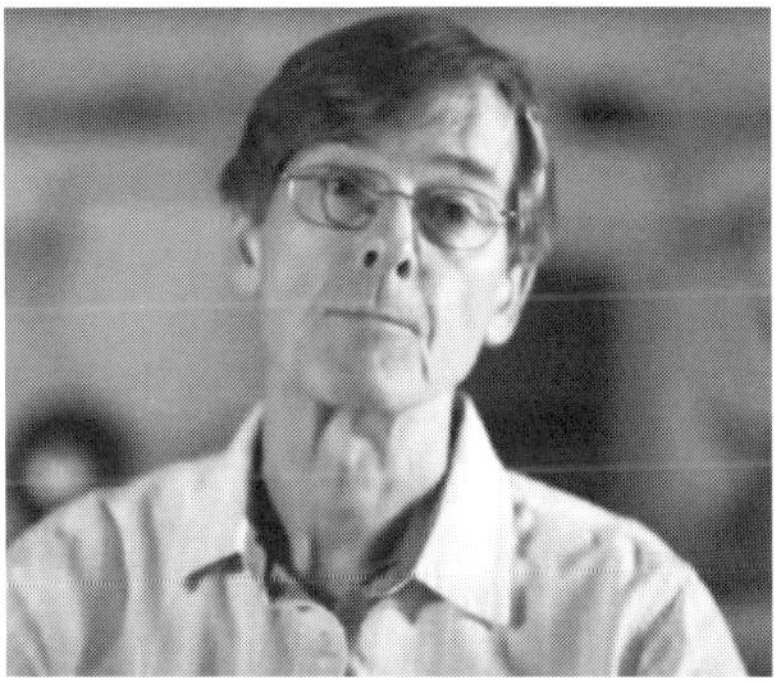

政府やメディアは、あなたをだましている。
ＰＣＲ検査は水でもコーラでも〝陽性〟と出る。
感染症の歴史で第２波、第３波などは存在しない。
コロナワクチンを打つと２年以内、
遅くとも３年で死ぬことになる。

うに仕向けているのです。それを疑問に思わなければ、私のような者には何もできません。皆さんはプロパガンダや嘘のターゲットになっています。画策しているのはプロの集団です。その手法に精通しています」

つまり政府も学会もメディアも、ワクチン接種を仕掛ける勢力にハイジャックされている。

「……政府の言っていることの一つでも真実でないとわかったとき、皆さんに問います。なぜ、それでも政府の言うことを信じるのですか？　事情に精通したファイザーの退職者は本当のことを言っている、なぜそう思わないですか？」

「皆さんにお願いしたい。これが〝真実〟だと教えられたことを鵜呑《うの》みにしないことです。それは何年にもわたって、非常に巧妙に計画されてきたプロパガンダ、つまり人々をだましてきたのです」

暗殺も恐れず、〝知り過ぎた〟男の決断

動物実験でネコ全死亡の衝撃

イードン博士は、政府や業界の甘い言葉による〝洗脳〟をよく理解している。

彼はまっすぐ正面を見つめ、語りかける。

「……もし、あなたが『心地好い嘘』という行列に並ぶなら、私にはそれを止める術《すべ》は何もありません。しかし、もしあなたが『居心地の悪い真実』というデスクにやって来たら、そこに私が座っています。『ようこそ。お手伝いさせてください……』」

わたしは、彼の心中を察すると胸が痛む思いがする。

彼こそ、世界でもっとも暗殺のリスクが高い人物の一人だ。

ファイザー社にとっては〝裏切り者〟だ。そして副社長の地位にまでいた人物だ。彼ほど、この世界有数の製薬会社の秘密を知る人間はいない。まさに〝知り過ぎた〟男なのだ。

ネコの寿命をヒトに換算?

イードン博士は「ワクチンを打つと2年以内に死亡する」……と衝撃発言を行っている。医学博士である彼が、根拠なく2年という数字を挙げるはずはない。

いっぽうで、ファイザー社は密かにネコやアカゲザル、マウスなどによる動物実験を行っていた。そしてネコは50匹が全匹死んだという。他の動物も同じ運命だろう。

驚愕の結果だ。副社長で同社の医療・科学部門の最高責任者であった彼が、この実験の指揮を執ったこともまちがいない。

そして実験動物全滅……という驚愕結果。彼はおそらく社長にワクチン開発の中止を進言したはずだ。しかし実験結果は極秘とされ、開発・商品化は強行された。

彼の困惑と絶望はいかばかりだったろう。もはやここは自分のいる場所ではない。

その苦悩と逡巡を思うと息苦しくなる。巨額の収入や破格の厚遇を失うだけではない。命すら失いかねない。

しかし、彼は唇をかみ締め、決断した。カメラに向かうその顔には、迷いを払い除けた覚悟と決意がある。

だからこそ、われわれ人類は、彼の命を賭《と》した決意に耳を傾けなければならない。

おそらくネコなどの寿命をヒトに換算して、彼は「接種後2年以内に死亡する」という結論に達したのだろう。

むろん、動物実験の結果をそのままヒトに当てはめるわけにはいかない。しかし、全滅という結果が事実なら、それはあまりに重すぎる。ファイザー社が隠蔽《いんぺい》するのも無理はない。

ほんらいならイードン博士の進言どおり即、開発中止が当然だ。しかし同社は隠蔽の道を選んだ。なぜか？　科学者の博士には永遠に理解できないはずだ。

じつはファイザー首脳は、このワクチンの致死性に〝満足〟したのではないか。生物兵器としては「まさに〝理想的〟な致死率だ！」。

「接種後2年で確実に死亡する」(モンタニエ博士)

「怖いものはない!」老学者の勇気

「2年以内に死亡する」というイードン博士の警告に驚いていてはいけない。

「新型コロナワクチンを打てば2年以内に死亡する。希望はない。できることは葬式と火葬場の準備だ……」

仰天警告を行ったのはフランスの医学者リュック・モンタニエ博士(23ページ)。彼は2008年、エイズウイルスのゲノム解析によりノーベル賞(医学・生理学賞)を受賞している。

博士はじつに率直な方だ。新型コロナウイルス〝COVID－19〟が出現したとき、いちはやく、人工ウイルスによる生物兵器説を唱えている。

「……エイズウイルスが遺伝子組み換えにより配合されている。自然界では起こり得ない」

90歳近い高齢の博士の一言がさらに聞かせる。

「私はもう十分に生きた。だから怖いものは何もない」

つまり、〝コロナ仕掛人たち〟の脅しにも暗殺にも怯《ひる》まない。こう胸を張っているのだ。

同様に〝COVID－19〟は人工的に合成された生物兵器……と断じる研究者は多い。

「……コロナウイルスへのＨＩＶ遺伝子組み込みは、時計職人のように精妙な技が必要。自然界ではあり得ない」（ジャン・クロード・ペレス博士、生物数学者）

「……ＤＮＡ配列に４カ所、エイズウイルスが組み込まれている。それは自然界では絶対起こり得ない」（インド・デリー大学など）

ワクチンで変異・死者が激増

モンタニエ博士はさらに、世界を騒がせているコロナ〝変異種〟についても痛烈に告発している。

「イギリスやインドなど、各地の〝変異種〟出現の元凶はコロナワクチン接種だ。ワクチン接種→〝変異種〟出現→死者激増……という３つのパターンの山がすべて共通する」

つまり、遺伝子組み換えのＤＮＡワクチン接種が、コロナウイルスを突然変異させ、凶悪化させて、死者を急増させている。

これは、かつて１００年前の〝スペイン風邪〟の悲喜劇と重なる。

１億人とも言われる犠牲者を出した未曾有《みぞう》の〝パンデミック〟の「原因」は、第一次世界大戦に出征する若き兵士たちに強制接種したワクチンが引き金となった。

そして爆発的に拡散した〝感染症〟に対抗するため、さらに多種多様な伝染病の予防接種

リュック・モンタニエ博士はこう警告！
（ノーベル医学・生理学賞受賞者）

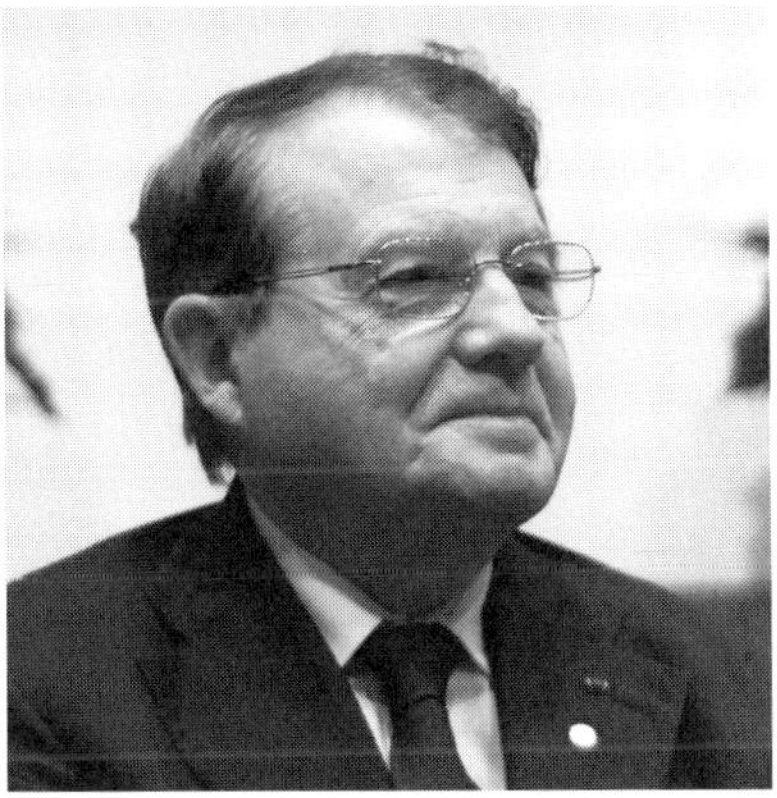

希望はない。
新型コロナワクチンを打った人に治療法はない。
接種者は全員２年以内に死亡する。
我々にできるのは大量の死者に備えて
火葬場の準備をしておくことくらいだ。

を打ちまくった。その結果、高熱感染症はヨーロッパ戦線から全世界に拡大した。

最後のとどめが、解熱剤アスピリンの濫用だ。なんと現在では致死量として厳禁されている分量を高熱に苦しむ患者に打ちまくった。その結果、解熱剤を使わない自然療法にくらべて30倍近い患者が、アスピリンの毒で息を引き取った。

——**ドイツのアスピリンは、ドイツの弾丸より大勢の命を奪った**——（C・J・ロイザック医学博士）

そして100年後、人類はまったく同じ愚行をまたもや繰り返しているのだ。

——本書を手にとられたあなた。

この一冊は間違いなくあなたの「命」を救います。愛する家族の「命」も救います。友人、知人も危ういところで「命」を拾うことでしょう。

あなたは、これまで政府の言うことを、テレビや新聞の流すことを、信じてきたはずです。

しかし、その〝情報〟は目のくらむ嘘と心の凍るデマだらけです。

〝ワクチン仕掛人たち〟を背後から操る勢力が望むのは、地球人口の〝9割削減〟です。

ワクチンの目的は〝人殺し大作戦〟なのです。

殺されないでください。大事な人とともに、生き抜いてください……。

すべてはPCR検査のウソから始まった

〔第1章〕高橋 徳

ワクチン90％〝有効〟は嘘！　実は0・3％とは……

政府もメディアも共犯だ

まず、新型コロナワクチン〝有効性〟90％以上とは完全に嘘です。幼稚な数字マジックです。だまされてはいけません。

2020年11月9日、ファイザー社は突然、以下の発表を行いました。

――「開発中の新型コロナワクチンには、90％以上の有効性を確認した」

このニュースはすぐさま世界を駆けめぐり、世界中の人々を期待で熱狂させました。同社をはじめ、ワクチン開発中の大手製薬会社の株価も数倍という勢いで高騰したのです。

しかし、現実の数値を見れば、嘘はすぐに見破れます。

ファイザー社は総被験者（4万3538人）のうち94名のコロナ感染者を確認し、比較検討すると「ワクチン接種で90％の〝予防効果〟があった」と発表したのです。

ところがその内容は以下のとおり――。

■A群：2万1769人（ワクチン未接種）＝感染者85名

■Ｂ群：２万１７６９人（ワクチン接種）＝感染者９名

一見、ナルホド……と思ってしまいます。しかし、頭を冷ましてよく考えてください。

Ａ群（未接種）の非感染者数は、２万１７６９－85＝「２万１６８４名（99・６％）」です。

Ｂ群（接種）の非感染者数は、２万１７６９－９＝「２万１７６０名（99・９％）」です。

両群ともこれだけの人々はコロナに感染しなかった……。

つまり、Ｂ群はワクチン接種で、感染リスクはわずか０・３％しか減っていない。

これは完全に〝誤差〟の範囲です。ファイザー社は膨大な分母を隠して、誤差レベルを膨《ふく》らませて〝90％以上有効〟と世界をだましたのです。これは悪質な詐欺犯罪です。

子どもだましの数字トリックに、各国政府やメディアもすぐに気づくはずです。

しかし知らぬふりで――ワクチンは90％以上〝有効〟――と宣伝し、人々を欺いてきました。だから政府もマスコミもファイザー社と同罪の共犯関係にあります。

〝有効性〟は生理食塩水なみ

２万件以上を比較しても、有効差はたったの０・３％、誤差の範囲しかなかった。

その実験結果こそ、逆にワクチンの〝無効性〟を証明しています。

同様に、その後モデルナ社は「94・5％〝有効〟」と公表。これも世界のマスメディアは大々的に報じています。しかし、やはりファイザー社と同じ、幼稚な数字トリックを使って大衆の目をごまかしている。

もっとも責任を問われるべきは、各国の研究者たちです。ファイザー社やモデルナ社などは、子どもだましの幼稚な手口で、白昼堂々、詐欺犯罪を犯しているのです。

研究者はこの稚拙な犯罪を指摘、告発すべきです。なのに皆、口を閉ざして知らぬふりをしている。

ただし、一部の研究者は、ワクチン・メーカーのこの悪質犯罪を真っ向から指摘していま す。たとえば、崎谷博征医師はズバリ断罪しています。

「コロナワクチンの〝有効性〟は生理食塩水なみである」

このような嘘がばれるのは時間の問題です。

それを知ってか、ファイザー社ＣＥＯ、Ａ・ブーラ氏は記者発表の直後に高騰した自社株を大量に売り逃げしている。副社長も同様に持ち株を売却して数億円単位の巨利を手にしています。身内だけに〝有効性〟の嘘を自覚しているのです。

遺伝子ワクチン急性死亡者はインフルの110倍

〝トゲ〟たんぱくDNA注射

新型コロナワクチンは正確にはワクチンではありません。身体の中にウイルス遺伝子を打ち込む。だから、正確にいえば、人体を遺伝子組み換えする注射です。

そして〝COVID－19〟の原因といわれるウイルスは、もはや地球上のどこにも存在しない。

だからコロナスパイクたんぱく（トゲ）に着目するしかなかった。それなら、約300分の1程度のゲノム（遺伝子配列）情報で済みます。

つまり、新型コロナウイルスの〝トゲ〟たんぱく遺伝子の断片を筋肉に注射する。そのDNA情報で、体内に〝トゲ〟と同じたんぱくを産生させる。そのトゲたんぱくを「抗原」として、人体に「抗体」を作らせる。すると、新型コロナウイルスが体内に侵入したとき、その〝トゲ〟たんぱくに対して、体内にできていた「抗体」が攻撃を仕掛けて、新型コロナを無力化する……という〝戦法〟です。

しかし、これを俗に屁理屈という。

生体は、そんなに単純な仕組みで動いてはくれません。

トゲが血管壁に刺さり血栓に

人体にコロナの〝トゲ（スパイク）〟たんぱくのＤＮＡ情報を打ち込む。それは人間に猛毒ウイルスの〝種〟をまくのと同じです。

とうぜん、新型コロナの〝トゲ〟たんぱくも猛毒です。人体に打ち込むと、まず体内に毒性〝トゲ〟たんぱくが大量に増殖するでしょう。それが血栓症や、新たな猛毒の変異ウイルスの増殖を加速するはずです。

新型コロナの遺伝子ワクチンは、次の３つのステップで人体を攻撃してきます。

❶アナフラキシーショック：注射直後の激しい薬物アレルギー反応です。生命にかかわることもあります。日本ではコロナワクチンを打った患者に、インフルエンザワクチンと比較して、約20倍もの高頻度で発症しています。従来ワクチンより、ケタはずれに毒性が強いことがわかります。

❷血栓症：中村篤史医師が悲惨な副反応被害の写真を拡散しています。これらの症状に共通

するのは、ほとんどが血栓症による全身症状ということです。

ワクチン注射を打つとまず、猛毒〝スパイク〟が体内で増殖します。

わかりやすく言えば、コロナの猛毒〝トゲ〟が大量にできて、血流に乗り全身をめぐる。

そのとき、〝トゲ〟が血管の内皮細胞に刺さる。そこが炎症を起こす。すると腫《は》れて血栓となる。この血流不全は万病を引き起こします。

最初の犠牲者は26歳と若い女性看護師で、死因はクモ膜下出血でした。それは血栓による血流障害がひきがねとなります。

はやく言えば、糖尿病の末期症状と同じような血流障害が全身で発症する……と考えればよい。

英国の50代のテコンドーのチャンピオンが、コロナワクチン接種後に血流障害と感染症で足が腫れあがり、ついには左脚、膝下切断に追い込まれています。これも動脈が血栓により閉塞したからと思えます。

『週刊現代』が報告したワクチンによる日本国内での急性死は89人。その死亡率はインフルエンザワクチンに比べて約１１０倍……。

コロナワクチンのケタ外れの猛毒性がうかがえます。

❸ゾンビ化：5人の医師が、ワクチン接種すると生物兵器と化す……つまり、人類が〝ゾンビ化〟すると警告しているのは容易に理解できます。

遺伝子組み換えで体内に増殖した〝スパイク〟たんぱくが、体内に常在する普通のコロナウイルスを変異させ、猛毒コロナウイルスに変身させる。それは充分にあり得ます。接種後9週間で人体が猛毒ウイルスの〝培養器〟となり、周辺の人々を感染させていく。あり得る話です。だからコロナワクチンを打つということは、体内に猛毒ウイルスの〝種〟をまいているのと同じなのです。

コロナとは？ PCRとは？ 知っておきたいポイント

コロナにも色々ある

世界中が大混乱に陥らせた新型コロナウイルス〝COVID《コヴィッド》－19〟の大流行。

さて――コロナウイルスとはいったい何でしょう？

■HCoV：ほとんどはヒトに日常的に感染する風邪のウイルスです。ヒューマン・コロナウイルス。略して「ＨＣｏｖ」です。

大きく分けて左の４種類があります。われわれのかかる風邪の10～15％（流行期は35％）は、これら４種類のコロナウイルスに感染したものです。左の写真がコロナウイルスの電子顕微鏡写真です。

■ＭＥＲＳ《マーズ》－ＣｏＶ：２０１２年にサウジアラビアで発見されたウイルスです。ラクダに風邪症状を引き起こし、種の壁を越えて、ヒトにも感染します。

■ＳＡＲＳ《サーズ》－ＣｏＶ：２００２年、中国・広東省で発生した。コウモリのコロナウイルスがヒトに感染して、重症肺炎を引き起こします。

■ＳＡＲＳ－ＣｏＶ２：今回の新型コロナウイルス。これはＳＡＲＳとよく似ているので、ＳＡＲＳ－ＣｏＶ２と命名されています。その感染症が〝ＣＯＶＩＤ－19〟です。

――コロナウイルスの表面には、太陽のコロナによく似たスパイク（トゲ）があることからコロナウ

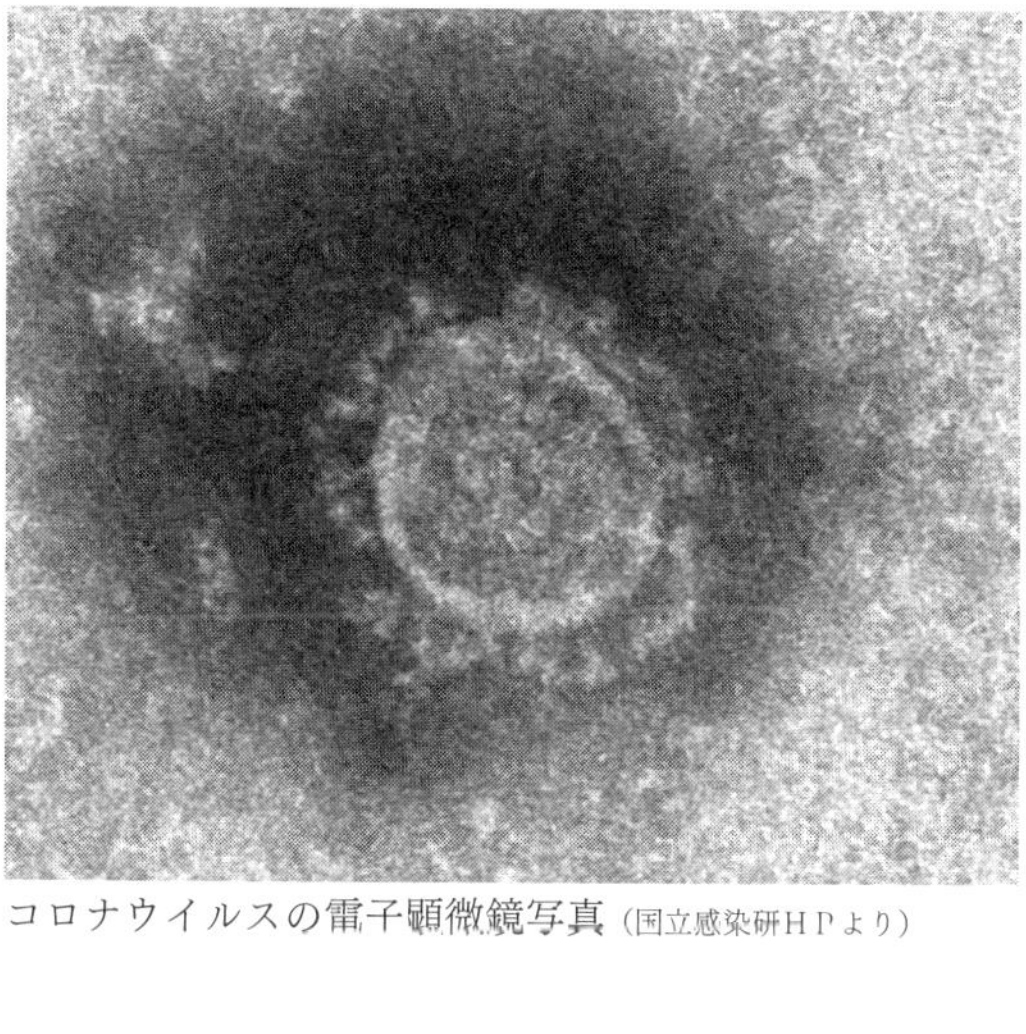

コロナウイルスの電子顕微鏡写真（国立感染研ＨＰより）

イルスと呼ばれています。

ＰＣＲとはどんな検査か？

クリニックに来る患者さんによく質問されます。

「新型コロナのＰＣＲ検査を受けたほうがいいですか？」

「マスクは、しなくちゃいけませんか？」

それにお答えします。ＰＣＲ検査とは次のようなものです。

①新型コロナウイルスの感染箇所である鼻の奥（咽）の細胞を採取する。

②採取した細胞の中に新型コロナウイルスだけが持つ遺伝子（断片）が存在しているかどうか？　ＰＣＲ技術によってウイルス遺伝子を増幅する。

③もし、その遺伝子が検出されたら、その人は「ウイルス陽性」となる。

④ただ、断片的遺伝子を検出するだけなので、ウイルスが活性か？　非活性か？（感染するか、しないか）は不明のままです。

⑤ところが現在の新聞・テレビは、コロナ陽性者を〝コロナ感染者〟として報道しています。

新型コロナウイルス、ＰＣＲ検査の「陽性者」と「感染者」との違いはなんでしょう？

ＰＣＲは「Polymerase《ポリメラーゼ》 Chain《チェーン》 Reaction《リアクション》」（遺伝子増幅実験）の略語です。ＰＣＲはウイルス検出のためだけではなく、遺伝子組み換え技術や遺伝病の研究のためにも広く使われています。

専用の機械を使い、特殊な試薬を加えると、蛍光を発します。この蛍光を機械で検出するのです。

ＰＣＲは操作可能な極めてずさんな検査法

検査の嘘が次々ばれる

ただ、このコロナウイルスの遺伝子断片は非常に小さい。そのままでは機械で検出することができない。そこで温度を上げたり下げたりして、10回、20回、30回、40回と増幅を上げていきます。すると、やっとこの〝測定感度〟に達し、〝蛍光〟を発するようになります。そして「ＰＣＲ陽性」となります。

いっぽう、もともとのコロナウイルスの遺伝子断片が大きい場合、ウイルス量が多い場合――これは、たとえば増幅は10回、20回くらいで、簡単に測定感度に達します。そして「Ｐ

CR陽性」となります。

問題はPCRの増幅回数です。

国際ジャーナリストの田中宇氏が２０２０年9月20日、彼のブログでこう書いています。

タイトルは「コロナのインチキが、世界的にバレていく」。

「……PCRは1回の増幅で2倍になるので、25回の増幅で３３００万倍に達する。30回の増幅で10億倍。40回では1兆倍となる。30回と40回では１０００倍違う。25回と40回では3万倍違う」

増幅回数で〝陽性〟も自在

さらに――。

「……ニューヨーク市の検査施設でのPCR検査では２０２０年7月、７９４人が〝陽性〟になった。しかし、これは40回増幅の結果だった。同じ対象者に対し、増幅を35回にすると、陽性者数が半分に減った。増幅を30回にすると、陽性者の数は3割に減ってしまうことがわかった」

「……また、マサチューセッツの検査施設の計算によると、40回の増幅で〝陽性〟になった人の85～90％は、増幅を30回にすると〝陰性〟と判断される」

問題なのは、そのPCR増幅回数が「国によって違う」ことです。

たとえば台湾は36回、スウェーデン36～38回、アメリカ37～40回……そして、日本ではそれ以上の40～45回です（39ページ参照）。

あえてPCRで「〝陽性〟となりやすいように」、この増幅回数が設定されているのです。

結論を言います。

――「きわめてずさん極まりない検査法」――

これが、PCRです。

増幅40回以上は〝陽性〟と出やすい

日本は軒並み40～45回

PCRを製造しているアメリカの会社のホームページには以下のように明記されています（40ページ参照）。

「CT：増幅回数が37以下の場合、新型コロナウイルス〝陽性〟としなさい。増幅回数が40以上の場合、新型コロナを〝陰性〟としなさい」

このように「取り扱い説明書」にはハッキリと書かれています。

意図的に増幅を40回以上行うと、それだけで〝陽性〟になる。

つまり、故意に〝陽性〟を増やしたければ、40回以上増幅すればいい。

その不正操作を防止するため、PCR製造会社は「取り扱い説明書」に「増幅回数が40以上の場合、〝陰性〟と判定」するよう「指示」しているのです。

正しい増幅回数を、忠実に守っているのが台湾の36回です。アメリカでは37〜40回。さきほど言ったように、日本は40〜45回。

日本でこのPCR検査キットを取り扱っているコスモ・バイオ㈱という会社のホームページには「CT値（増幅）を40回にする」と書いてあります（40ページ参照）。そしてCT値の設定は、検査会社によりそれぞれバラバラで異なるのです。

私は電話である検査会社に尋ねました。

「……CT、増幅回数はいくらですか？」

ある会社は45回と回答。別の会社は50回……。こういうふうに、厚労省は全然、指導をしていない。そしてもうひとつ、問題点があります。

値段ですが、50回のテストで17万2000円とあります。これを割ると1回の検査で、実費で3500円。けっこう高い検査です。これが、検査会社が患者に請求する額は、1万5000円です。ですから、検査会社が1回、患者さんの検査をすると、1万円以上の

ＰＣＲ検査の増幅実験

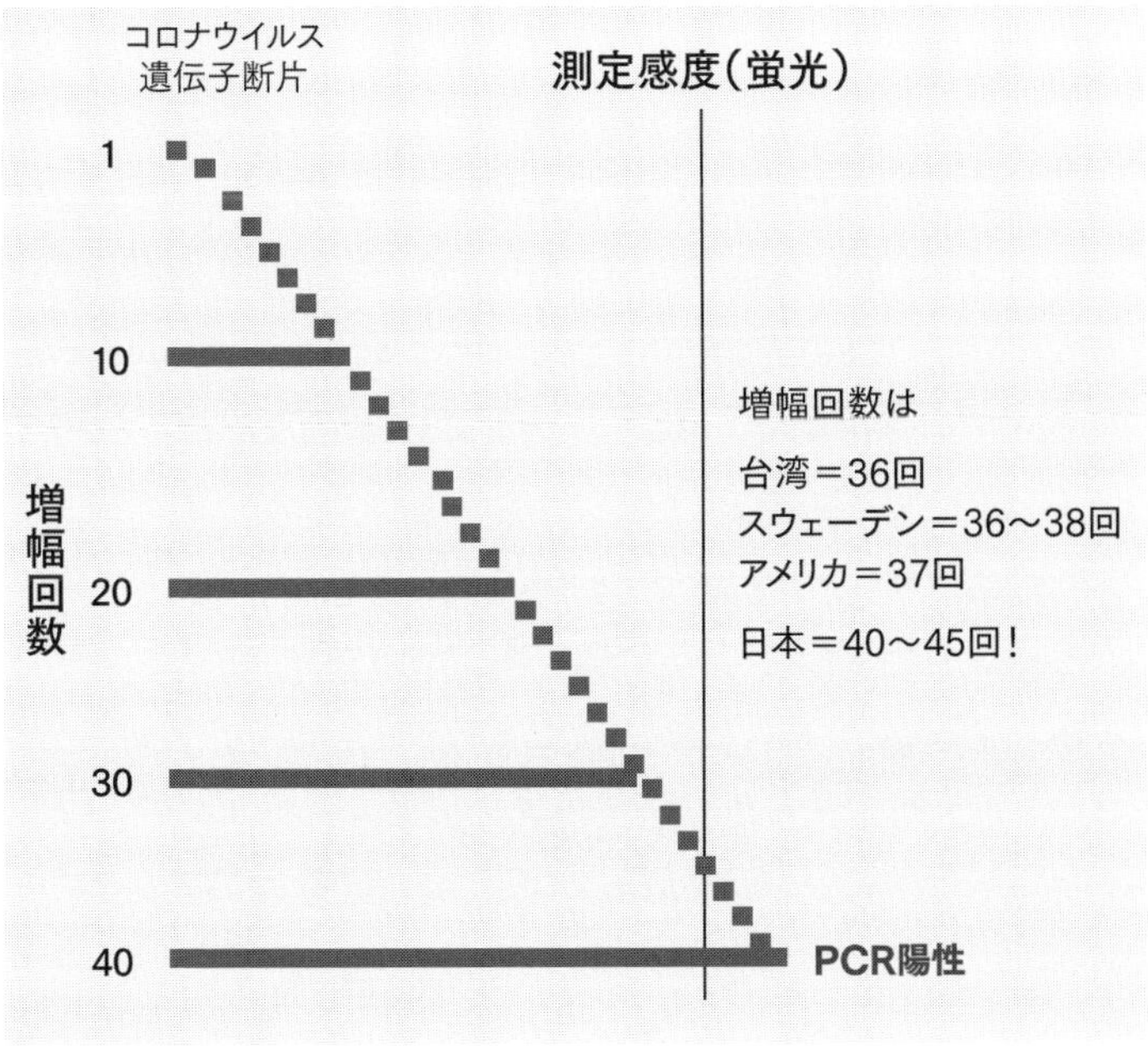
コロナウイルス
遺伝子断片
測定感度（蛍光）
増幅回数
1
10
20
30
40
増幅回数は
台湾＝36回
スウェーデン＝36〜38回
アメリカ＝37回
日本＝40〜45回！
PCR陽性

PCR測定キットの取り扱い説明書はハッキリと……

「増幅回数37回以下＝陽性、40回以上＝陰性」

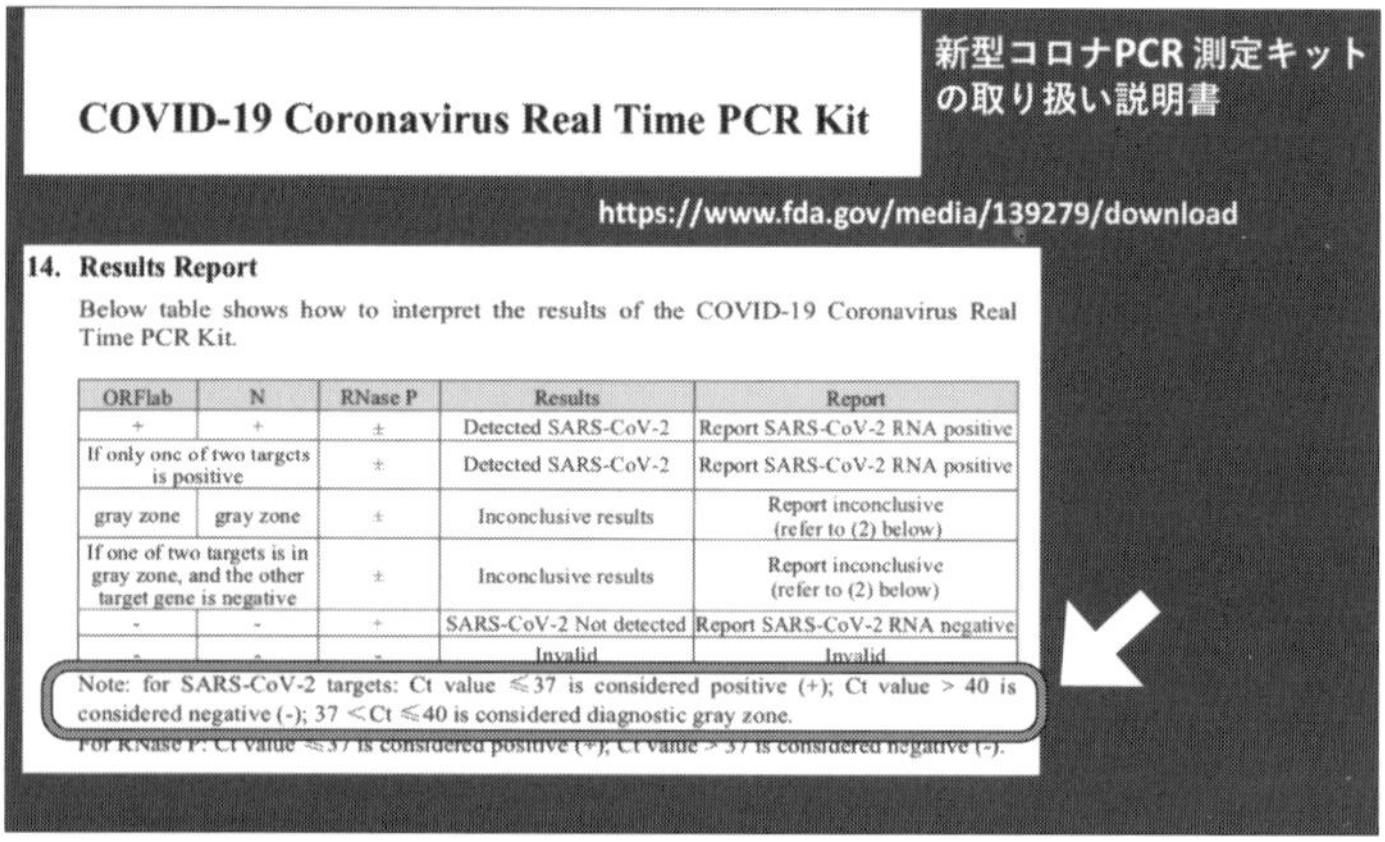

COVID-19 Coronavirus Real Time PCR Kit

14. Results Report

Below table shows how to interpret the results of the COVID-19 Coronavirus Real Time PCR Kit.

ORFlab	N	RNase P	Results	Report
+	+	±	Detected SARS-CoV-2	Report SARS-CoV-2 RNA positive
If only one of two targets is positive		±	Detected SARS-CoV-2	Report SARS-CoV-2 RNA positive
gray zone	gray zone	±	Inconclusive results	Report inconclusive (refer to (2) below)
If one of two targets is in gray zone, and the other target gene is negative		±	Inconclusive results	Report inconclusive (refer to (2) below)
-	-	+	SARS-CoV-2 Not detected	Report SARS-CoV-2 RNA negative
-	-	-	Invalid	Invalid

Note: for SARS-CoV-2 targets: Ct value ≤37 is considered positive (+); Ct value > 40 is considered negative (-); 37 <Ct ≤40 is considered diagnostic gray zone.

For RNase P: Ct value ≤37 is considered positive (+); Ct value > 37 is considered negative (-).

日本企業の取り扱い説明書にも……

「増幅回数（ＣＴ値）は40回とする」
ちなみにお値段は「17万2000円」

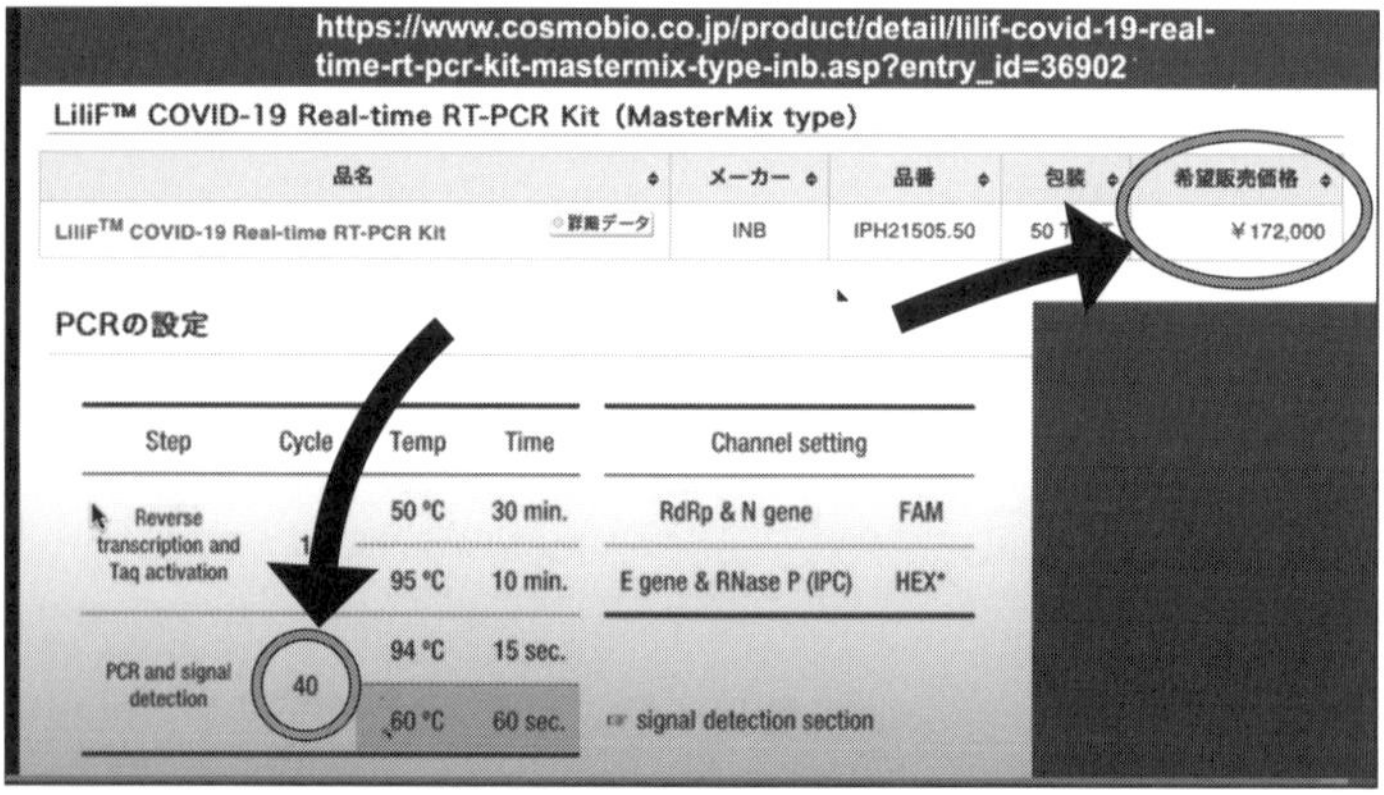

LiliF™ COVID-19 Real-time RT-PCR Kit（MasterMix type）

品名	メーカー	品番	包装	希望販売価格
LiliF™ COVID-19 Real-time RT-PCR Kit 詳細データ	INB	IPH21505.50	50 T	￥172,000

PCRの設定

Step	Cycle	Temp	Time
Reverse transcription and Taq activation	1	50 °C	30 min.
		95 °C	10 min.
PCR and signal detection	40	94 °C	15 sec.
		60 °C	60 sec.

Channel setting	
RdRp & N gene	FAM
E gene & RNase P (IPC)	HEX*

☞ signal detection section

利益があります。これがＰＣＲ検査を請け負う民間の検査会社が一気に急増した理由です。

ＰＣＲ利権に群がる業者が〝陽性〟乱発

無症状の人はまったく問題なし

細胞の表面にウイルスが付いた状態、これをウイルスの「付着（暴露《ばくろ》）」といいます。そして、この付いたウイルスが細胞の中に入って増え始め、増殖する、これを「感染」といいます。いったん細胞の中に入って増殖を始めたウイルスですが、人間の自然治癒力により、外に排出されることもあります。つまり、自然に治るわけです。

いっぽうで、中に入ったウイルスがどんどん殖えて、増殖します。症状の無い場合、これを「不顕性《ふけんせい》感染」といいます。こうしていったん殖えたウイルスも、自然治癒力が働いてウイルスが身体の外に出てしまう。これも十分起こり得ます。ところが不幸なことに、このウイルスがどんどん増えて細胞が炎症を起こす。すなわち、なんらかの症状が出る。咳が出る。くしゃみが出る。熱が出る。こういった事態になって初めて、感染患者となります。症状のある感染を「顕性感染」といいます。そして、症状の無い「不顕性感染」から症状が現れるまでが「潜伏期」です。コロナではだいたい、１週間から２週間。

ところで、こういったウイルスが暴露しただけの人。あるいは感染していても症状の無い人。あるいは、感染したけれど知らないうちに治ってしまった人。こういう人たちは2年前までは病院に行きませんでした。

本人は自覚なく医療対象外

本人は、自覚がない。ですから、病院に行く必要がない。医療の対象外です。

2年前までのインフルエンザの臨床現場は、次のようなものでした。

①暴露者：ウイルスが体内に侵入しただけで感染症に至っていない人。または、体内に侵入したウイルスが、自然免疫によって駆除された状態の人。

②不顕性感染者：ウイルスが細胞内に侵入し、増殖を始めた人。感染者の中には症状を発せず（無症状）、感染を自覚しない（無自覚）の人が多数みられる。

③顕性感染者（患者）：感染した者のうち、各種の症状を発症した人。

ここで、初めてインフルエンザの患者となります。

そして――暴露者、あるいは、不顕性感染者は、病院をもちろん受診しません。彼らはまったく病院に来ることなく健康に過ごしていました。

それで、なんの問題もなかったのです。

無症状でもPCR受けろ、〝陽性〟なら隔離だ！

医療現場は、狂気に突入

ところが事態はガラリと変わりました。
2020年から21年にかけて、新型コロナでの臨床現場は大きく異なります。
③顕性感染者（患者）：感染した者のうち、各種の症状を発症した人――それが初めてコロナ患者というべきなのです。しかし、厚労省はちがいます。
暴露者、不顕性感染者、これらの全然なにも自覚していない人が、なんらかの理由でPCRを受けます。そしてPCRで〝陽性〟となると、その時点で〝コロナ感染者〟とみなされるのです。
さきほど言ったように、こういった「暴露の状態」「症状のない状態」「治ったような状態」、これらの人たちは病院を受診せず、医療の対象外でした。

自宅待機、隔離だ、入院だ

そんな人たちがPCR検査を受けて〝陽性〟となると、すぐさまコロナ感染者にされてしまう。

そして——、自宅待機、隔離、入院という処置をとられることになる。

これらは細胞の外にウイルスが付いているだけです。だから無症状で健康そのものなのです。コロナウイルスが細胞表面に付着している。そんな人がたまたまPCR検査を受けて〝陽性〟となると、この時点で新型コロナウイルスの〝患者〟とされてしまうのです。

風邪にかかって症状を呈した人。咳が出たり、くしゃみが出たり。お医者さんに行って、「たぶん風邪でしょうね。でもひょっとしてインフルエンザかもしれない」「インフルエンザの検査をしましょう」。検査をして〝陰性〟となると、「……やっぱり風邪でしたね」「風邪薬出しておきますから、2、3日、うちでゆっくりしていてください」

これが2020年初頭までの風邪の臨床現場でした。ところが、そういう患者がPCRの検査を受けて、それが〝陽性〟となると、新型コロナの患者とみなされるのです。もはや、風邪の患者ではなくなります。

インフルエンザにかかって病院に行きます。インフルエンザの検査をして〝陽性〟と出ます。インフルエンザと診断されて、インフルエンザの薬が出ます。これがかつてのありきたりの臨床風景でした。こういった人がまたPCRを受けて、ここでも〝陽性〟となると、新型コロナの患者となって、もはやインフルエンザの患者ではなくなります。

感染拡大1波、2波、3波はPCRを増やしたから

子供だまし以下のトリック

47ページのグラフは厚労省のホームページに掲載されている資料です。厚労省は「PCR陽性者」という言葉を使っています。下半分がPCRの実施件数。

第1波のとき、2020年のゴールデンウィークの頃です。都市部ではさながらロックダウンになりましたが、このときのPCRの検査数がこれだけ。

第2波……。2020年のお盆の頃。〝陽性〟数が増えたのですが、そのときのPCRの検査数を見てください。そして2021年の第3波……。

このように第1波、第2波、第4波……となるにしたがって、PCR検査数が圧倒的に増えてきています。

その結果——、検査数が〝増えた〟ので〝陽性〟になる人も増えて、それを〝感染者〟として取り扱っているにすぎません。

業者が激増、〝陽性〟者も激増

一つ強調しておきたいのが左ページ、下のグラフの数値。色の濃い部分は保健所（地方衛生研も含む）がやっていたＰＣＲ検査の数です。第1波、第2波、第3波……。保健所がやっているＰＣＲ検査の数はほとんど変わらない。増えているのは色の薄い部分の民間検査会社のＰＣＲです（分かりやすいように大学医療機関、検疫所などは省いてあります）。

検査会社が第2波、第3波……で圧倒的にＰＣＲをやる数を増やしています。

その背景には、さきほど言った「ＰＣＲ検査を1回やると1万円以上の利益がある」という理由で、民間の検査会社が数多くのＰＣＲをやるようになった。その結果、〝陽性者〟が増えて、それをカウントしているにすぎません。

第3波到来――と大騒ぎしている背景にあるＰＣＲ検査のトリック。

無症状や、軽い風邪症状の人々に対して、いきなりＰＣＲ検査を実施し、（取り扱い説明書にはない）増幅を40回以上繰り返し、「コロナ感染者」と診断して報告しているのです。完全なペテンです！

コロナウイルス感染者、そしてワクチン接種に関する情報には、こうしたマヤカシや数字のトリックが溢れているのです。

厚労省発表の「感染者数」と「検査数」

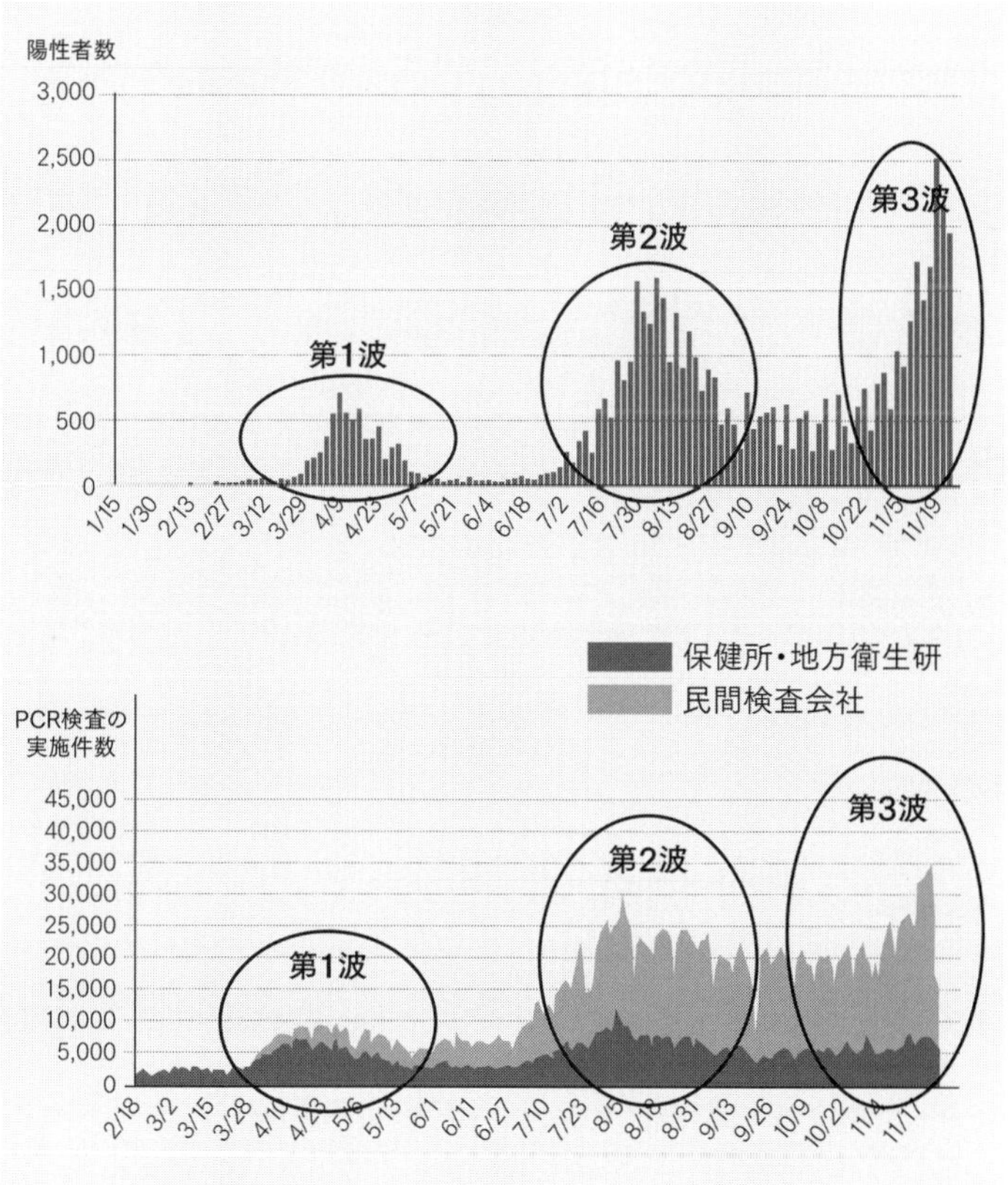

「ＰＣＲはコロナウイルス存在を証明しない」（国立感染研）

尾身会長、真っ赤なウソ発言

国立感染症研究所のホームページには、はっきりとこう書かれています。

「ＰＣＲ検査はウイルス遺伝子を検出するものであり、感染性ウイルスの『存在』を証明するものではない」

まさに、そのとおり――。

さて……「新型コロナウイルスは無症状の人の半数から感染する」という巷説《こうせつ》があります。

２０２０年12月31日、新型コロナウイルス感染症対策分科会、尾身茂会長の発言です。

「……感染させる人の約半数は、無症状である」

これがロックダウンや自粛の〝大前提〟となっています。

「……症状を呈していない感染者が、無意識のうちに新型コロナウイルスを拡散させている」（尾身会長）

しかしながら、この概念は、いまだ科学的に証明されていないのです。

無症状者の感染例はゼロ！

ロックダウン解除後の中国・武漢で、全市民1000万人に対して行った新型コロナウイルス感染症の調査結果があります。

この論文が2020年11月20日、科学誌『ニューロ・コミュニケーションズ』に掲載されました。武漢は20年1月23日から4月8日まで、ロックダウン下にありました。この調査はロックダウンが解かれた後の5月14日から6月1日までの武漢の6歳以上のすべての市民に対して行われました。

そして――新型コロナウイルスに感染していて、発症しない人（無症候性感染者）が他者に感染させた事例は「皆無」であったと結論づけています。

政府の嘘が完全崩壊

この報告を受けて、アメリカのジャーナリストが2020年、こんな記事をブログにあげています。

「……症状の無い〝陽性者〟による感染例は〝皆無〟だった。1000万人を対象とした大規模な感染研究で明らかとなった。中国・武漢で行われた調査によると、新型コロナウイルスの無症候性の蔓延は、まったく発生しなかったことがわかった」

「……これは、ロックダウンの前提となっていた『症状を示していない感染者の人々が無意識のうちにコロナウイルスを拡散させている』という概念が崩壊したことを意味する」

「……武漢での、この新しい研究は、無症状性感染も『あり得る』のではなく、『無症状性感染は、存在しない』という、確かな科学的証拠を示している」

「……無症状性の〝陽性〟症例が、感染症を拡大させる証拠がないことが判明した。この研究は、ロックダウンの正当性について重要な疑問を投げかけている」

新型コロナウイルス、ＰＣＲの〝陽性者〟は、「暴露している人」「自然治癒している人」「不顕性感染（＝症状なし）」「顕性感染（＝症状あり）」……。

うち、ＰＣＲ検査は、無症状の〝陽性者〟をピックアップする。

しかし、これら――**無症状〝陽性者〟からは、感染しない！**

これが最近の武漢の研究でわかりました……。

政府は「無症状でも周囲に感染させる」「だから入院隔離する」と、真っ赤な嘘で、国民をだましてきました。

その犯罪的な詐欺行政は「武漢報告」で、粉々に砕け散ったのです……。

コロナワクチンの恐ろしさ：1

打ってしまったら後戻りできない

遺伝子組み換えＲＮＡ／ＤＮＡ技術は、人の身体に永続的な未知の遺伝子的変化を引き起こすだろう。あなたを「遺伝子組み換え生物」に変える設計がされている。ひとたびＤＮＡが変化してしまったら、その人は生涯、その変化とともに生きていくことになる。残りの人生において、かれらがどうなってしまうのか、誰にもわからない。後戻りはできないのだ。「ワクチンを打ったけど効かなかった」「もう二度とやらない」ではすまない。打つか？　死ぬか？　という問題だ。私たちの身体が、外から注入された〝遺伝子〟によって変わっていく……。その可能性が大きな不安だ。

さらに、この〝遺伝子ワクチン〟の「有効性」「安全性」が開発企業には証明義務すらない。さらに彼らは「無作為比較試験」（二重盲《もう》検《けん》法《ほう》）も免除されている。彼らは「ワクチンが抗体を産生する」ことすら証明できていない。さらに「抗体があっても、免疫がある」とは言えない。だから「特定集団の中での効果」を証明できない。その理由は「時間がない！」。まったく無効かもしれないワクチン。それを人類全員に強制的に打つ理由は何なのだろうか？（内科医キャリー・マディ医師）

御用テレビ学者と製薬会社の〝蜜月〟

製薬会社は全世界、もちろん日本でも莫大な利益を上げていることはよく知られている。そして彼らはその〝おこぼれ〟を寄付金という大義名分で各大学や研究機関、そして〝お医者様〟個人にも気前よく寄付している。その総額は日本製薬工業協会（製薬協）という業界団体に加盟する国内71社で、2017年度はなんと288億円！　もちろんこんな大盤振る舞いを善意や清廉な志しでするはずがない。それなりの〝意図〟がある。コロナワクチン問題も同じ構図だ。毎日のようにテレビに顔をさらして「ワクチンは有用・有益」「全国民が1日でも早く接種を」と繰り返す〝専門家〟〝学者〟たちにも一般常識では考えられない〝謝礼〟が渡されている。

こころみに「医療ガバナンス研究所」のＨＰから「Tansaマネーデータベース『製薬会社と医師』」を検索してみてほしい。医師名を入力するだけで〝テレビでよく見る先生〟がどの製薬会社から、どんな名目で懐を潤しているのかが分かる。左ページでは、あの分科会メンバー、「舘田一博センセイ」を調べてみた。ご覧いただきたい（ちなみに同氏は2021年6月18日、小泉進次郎環境大臣より「コロナウイルス感染症の感染拡大防止に多大な貢献」として感謝状を贈られた）。

コロナワクチンの恐ろしさ：3

舘田〝分科会委員〟はファイザーから303万円！

このお顔、皆さんお馴染みですよね？（東邦大学HPより）

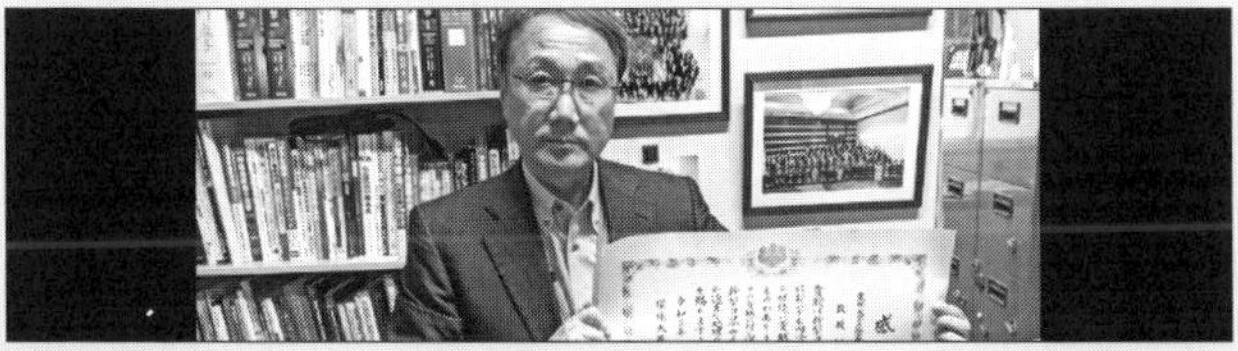

調べたい医師の名前をここに入力（「Tansaデータベース」）

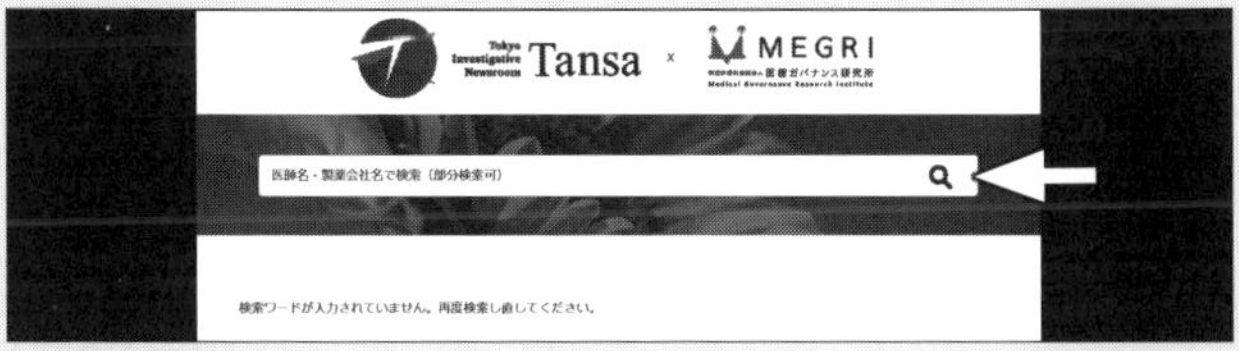

2017年度は14社から「1128万5027円」ナリ！（同）

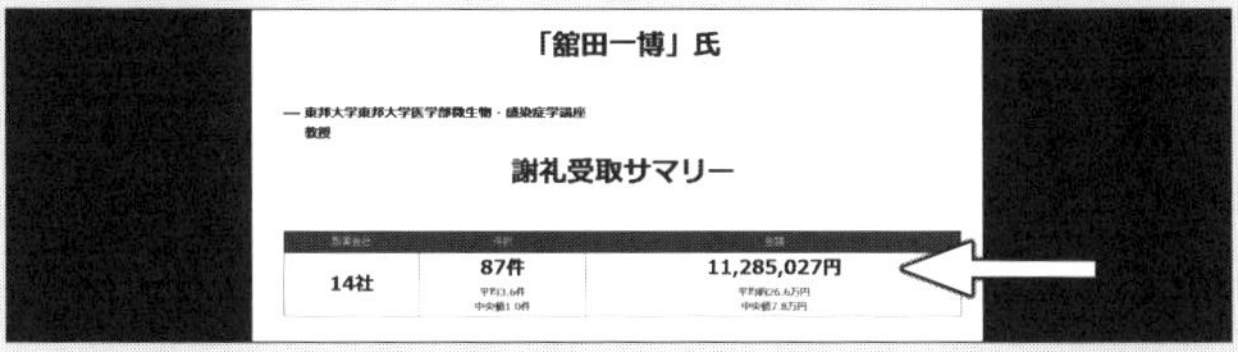

どれどれファイザー社からは……「303万5639円」（同）

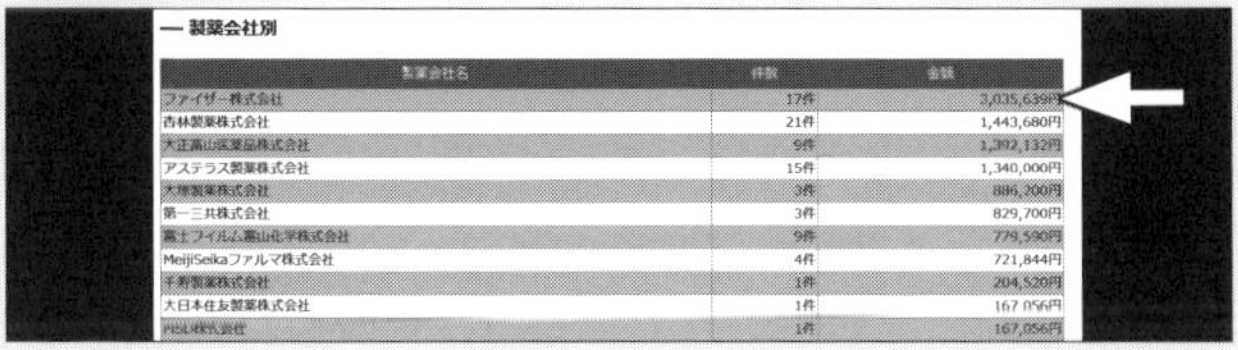

― 製薬会社別

製薬会社名	件数	金額
ファイザー株式会社	17件	3,035,639円
杏林製薬株式会社	21件	1,443,680円
大正富山医薬品株式会社	9件	1,392,132円
アステラス製薬株式会社	15件	1,340,000円
大塚製薬株式会社	3件	886,200円
第一三共株式会社	3件	829,700円
富士フイルム富山化学株式会社	9件	779,590円
MeijiSeikaファルマ株式会社	4件	721,844円
千寿製薬株式会社	1件	204,520円
大日本住友製薬株式会社	1件	167,056円
[illegible]	1件	167,056円

コロナワクチンの恐ろしさ：4

開発者いわく「mRNAワクチンは単なる毒素」

mRNAコロナワクチンの開発者がメディアに語る。「私たちは間違いを犯した。あれは単なる〝毒素〟だ」。研究者たちがそれを知ったのは日本から流出したファイザー社の動物事務「極秘文書」によって。日本発の論文は「〝スパイクたんぱく〟が血液に入り込んで、あらゆる臓器に蓄積することを示していた」。

カナダのワクチン専門家が、最近のファイザー社研究文書の発覚により「ワクチン由来の〝スパイクたんぱく〟そのものが〝毒素〟だと認めざるを得ない」と公表。つまり「コロナワクチンは直接、その毒素（〝スパイクたんぱく〟）生成するものを人々に注射しようとしている。新型コロナウイルスなるものの〝感染症〟の正体は、〝スパイクたんぱく質〟感染症だった。その病態の本質は、気道感染症ではなく、神経系疾患だ。悪さをしているのはほぼ〝スパイクたんぱく〟で、血流から全身に循環する。だから最初に病変が出るのが血液、つぎに血管である。「肺組織には、インフル患者に比べて9倍の微小血栓を確認した。感染肺も重度の内皮損傷を起こしていた」（W・リー博士ら）（ニュースサイト『In Deep』）

コロナワクチンの恐ろしさ：5

〝スパイクたんぱく〟が生殖異常を引き起こす

コロナウイルスや、その〝スパイクたんぱく〟が「もともと生殖不全を引き起こす可能性があるメカニズムを持つことが判明」。米CDCの報告では、コロナワクチン副反応報告の80％は女性の被害だった。訴えは「生理が止まった」「不妊になる」など。そこには「ACE2」という酵素が関連している。それは正式には〝アンギオテンシン変換酵素〟。細胞表面にあるたんぱく質の膜状物質で、「新型コロナウイルスが、ヒト細胞の侵入するため結合する部分」だという。

ところが、この酵素は「出産に重要な役割を果たしている」。そしてその変化は、女性・男性の両方の不妊に根本的にかかわっている。

つまり、「新型コロナウイルスが最初に攻撃するACE2が、生殖ともっとも関連している」という。2018年に発表された論文では「女性の卵巣、男性の精巣、どちらもACE2が重大な役割を果たしている」。男女の生殖に最重要な成分と新型コロナウイルスのスパイクは結合し、その機能を阻害する。そのスパイクを体内で大量増殖させるのが〝遺伝子ワクチン〟なのだ。生殖障害も当然起きるだろう。（『In Deep』）

コロナワクチンの恐ろしさ：6

mRNAワクチンの精神破壊メカニズム

「mRNAワクチンは、脾臓《ひぞう》をもっとも攻撃する」――そのメカニズム。マサチューセッツ工科大学の研究チームは「ワクチンのコロナウイルスRNAが、ヒトDNAと統合される」ことを完全につき止めたという。つまり、コロナ遺伝子は、ヒト遺伝子に組み込まれ、「永続的」にその遺伝子の影響を受け続けるのだ。

論文は――ワクチンのmRNAが、ヒトDNAに組み込まれる「逆転写《ぎゃくてんしゃ》」も解説している。そして同論文は「mRNAワクチンは脾臓にもっとも影響を与える」という。さらにシュタイナーは「脾臓は無意識の活動と、人体の実際の意識的機能の相互作用をつかさどる」と指摘している。

つまり、人は「脾臓の働きを通じて、精神世界から力を得ている」。そして、コロナワクチンは脾臓にもっとも大量に蓄積する。さらに、mRNAは脾臓のDNAを「逆転写」する。つまり、遺伝的に脾臓〝破壊〟が起こる？　それは、個人の精神破壊に通じないだろうか？（『In Deep』）

コロナワクチンの恐ろしさ：7

mRNAワクチンで脳が退化

「新型コロナmRNAワクチンは、脳を退化させる」。有名疫学者の論文が波紋を呼んでいる。すでにイスラエルでは61％、英国は50％、米国、チリは40％の国民が新型コロナワクチンを少なくとも１回は接種している。ところが、このワクチンは「脳を退化させる」という衝撃論文がある。

それは「〝プリオン〟関連の病気を誘発し、脳を徐々に退化させる危険がある」「筋萎縮性硬化症」「前頭葉変性症」「アルツハイマー」その他の神経性疾患も引き起こす危険がある、という。発表したクラッセン博士は指摘する。「RNA編集の変更は、〝プリオン〟病を引き起こすことが証明されている」

これは認知症を特徴とする致命的な脳破壊だ。まさに狂牛病がそれだ。

さらに同博士は強調する。「この発見などで私は、mRNAワクチン承認はまったく時期尚早であり、便益よりはるかに危険をもたらすと確信する」。このようにmRNAワクチンは第二の〝狂牛病〟をもたらす、という指摘は多い。（ニュースサイト『TOCANA』）

すべて未承認ワクチンで人体実験中か

人類全員をモルモットにして実験中。米国食品医薬品局（FDA）の公式文書は明記している。「〝COVID－19〟を予防するFDA承認ワクチンはまだありません」。つまり、世界で正式承認されているワクチンは一つもない。あくまで「緊急使用許可（EUA)」であり、日本のばあい「特例承認」という位置付けだ。また、〝遺伝子ワクチン〟にも2種類ある。RNAを注入するmRNAワクチン（ファイザー、モデルナ)。DNAを直接ウイルスで細胞核まで運ばせる（ウイルスベクター）DNAワクチン（アストラゼネカ)。こちらは細胞核に異種DNAを打ち込む。すなわち遺伝子組み換えの手法と同じ。まさに人間の遺伝子組み換えだ。ベクターの承認例は過去に2例しかない。いずれもエボラウイルスワクチン。mRNAワクチンは承認例がないどころか、人体に投与した前例すらない。新型コロナワクチン研究の〝完了〟予定日は、ファイザーが2023年4月、モデルナが2022年10月。つまり現在は〝治験期間中〟なのだ！

通常、ワクチン開発には7～10年が必要だ。しかし今回は「開発から1年未満で強行」という異常性！　まさに目的は人口削減以外に考えられない。

〔第2章〕高橋 徳

私たち医師はなぜ、これほど憂慮するのか

マスク無し・三密無しでもコロナ禍が終わった

世界のメディアが事実を黙殺

はっきり言います。マスクも、緊急事態宣言も、国をあげてのバカ騒ぎです。

一つだけ例外の国があります。スウェーデンです。この国は大人の対応をしました。コロナ騒ぎの渦中に行かれたら別天地だったでしょう。

首都ストックホルムの盛り場でも、だれ一人マスクをしていない。人々はカフェやレストランで食事を楽しみ、談笑している。国中でだれもマスクをしていない。病院でもマスク無し。着用するのは手術のときのみ。

スウェーデン政府は、世界各国が行っている〝コロナ対策〟なるものが、まったく無意味どころか有害無益であることを熟知していたからです。

それを証明するのが同国の〝新型コロナ〟の死亡率の低さです。

「何もしない」同国の対策がもし誤っていたのなら、死亡率は飛び抜けて高かったはずです。

しかし、現実の死亡率はヨーロッパではるかに下位です。

各国コロナ対策はまったく無意味

やはり、イスラエルの数学者が欧州9カ国を比較して、同じ結論を出しています。

「……各国が行ってきたコロナ対策は、まったく無意味である」

スウェーデンでは〝三密〟もソーシャル・ディスタンスも、営業禁止もなかった。ただ、スウェーデン政府が国民に要求したのは、一部の学級の閉鎖と集会の自粛のみ。

ただそれだけ！　それでこの国は国民全員が新型コロナに対して集団免疫を獲得し、２０２０年10月、胸を張って勝利宣言を行ったのです。

式典に参加したＷＨＯ（世界保健機関）のエグゼクティブ・ディレクターは、同国の勝利をこう絶賛しています。

「スウェーデンの勝利は、人類全体の希望である！」

しかし、不思議に思いませんか？　この輝かしいニュースはいっさい日本では報道されていません。なぜＮＨＫや朝日新聞は、この素晴らしい事実を報道しないのでしょうか。彼らは「報道しない」のではなく、「報道できない」のです。

インフルなみ以下の対策は不要

マスメディアがコロナに対するスウェーデンの勝利を報道してしまう。それはみずからの政府の愚かさを認めることにほかなりません。政府、マスコミ、学界が、総力をあげて国民をだましていることがバレてしまうからです。その意味で、わが国の政府、マスコミ、学界は、明らかに私たちの〝敵〟です。

スウェーデンがコロナ対策で、ごく一部の学級閉鎖、集会自粛以外の対策をいっさい取らなかったのには二つの理由があります。

一つは、新型コロナ〝COVID－19〟は致死率が0・1％以下で、通常のインフルエンザより低いほどだった。だから、毎冬のインフルエンザ流行と同じ対応をしたのみ。

移動、営業の自由を保障

もう一つは、国境や都市を封鎖するロックダウンや営業自粛などは「憲法に違反する」からです。「憲法は、移動の自由、営業の自由を認めている」（ロベーン首相）

はっきり言えばこうです。

「たかが〝風邪〟ていどで、国境封鎖や外出禁止などはバカげている」

その馬鹿騒ぎを国をあげてやっているのが、わが国ニッポンです。

コロナを理由にした営業〝禁止〟は、憲法22条「職業選択の自由」に違反します。マスクやワクチンの〝強制〟は、憲法13条「基本的人権の選択の自由」を侵害します。違憲裁判を起こせば必ず勝てます。私たちは、国家の誤った〝命令〟に従う義務はありません。

マスク・消毒は無益、コッケイ喜劇はもうやめよ

隙間から四方に漏れる

マスクの強制がいかに愚かを説明しましょう。

手術室で35年間マスクを着用してきた麻酔科医のテッド・ノエル医師が、マスクに効果がない理由をユーチューブで説明しています（65ページ参照）。

「……ふつうの手術用（サージカル）マスクを見ていきましょう」

画面には、顔半分を大きなマスクで覆ったノエル医師が登場。

「……〝COVID－19〟と同等の〝エアロゾル〟が、マスクの周りと正面を通り抜けます」（写真・上）

顔全体が、漏れた呼吸で白く覆われ見えなくなる。

「……では、不織布製のカップ型マスクを試してみましょう」

白い呼気が顔の四方に噴き出す（写真・中）。

「……このとおり。マスクを通り抜け、あらゆる方向にいきます」

白い呼気が顔の四方に噴き出す（写・中）。

彼はこれらマスクの無意味さを力説します。

「マスクは1枚より2枚の方が、もっと効くだろうと思うでしょう」

ノエル医師は不織布製の上に綿製のマスクで、2枚重ねにします。それでも隙間から、四方八方に呼気は漏れてしまう（写真・下）。

同医師はいろんなマスクを試しています。しかし、すべてはマスクが効果のないことを実証する動画です。

ウイルスは穴の50分の1

マスクにコロナの予防効果がない。それはちょっと考えれば分かります。

一般的な不織布マスクの〝穴〟は、5マイクロメートル。ウイルスはもっと小さくて、その50分の1。この穴を容易に通り抜けます。当たり前の話です。

ちなみに細菌は1～2マイクロメートル。だからマスクは細菌ですら防げない。せいぜい防げるのは、30マイクロメートルのスギ花粉くらいです。

ただ、飛沫感染といって、感染した人が飛沫といっしょにウイルスを飛ばす。飛沫の粒子は、だいたい5マイクロメートルといわれています。これは、かろうじてマスクで防げるか

ノエル医師のマスク実験

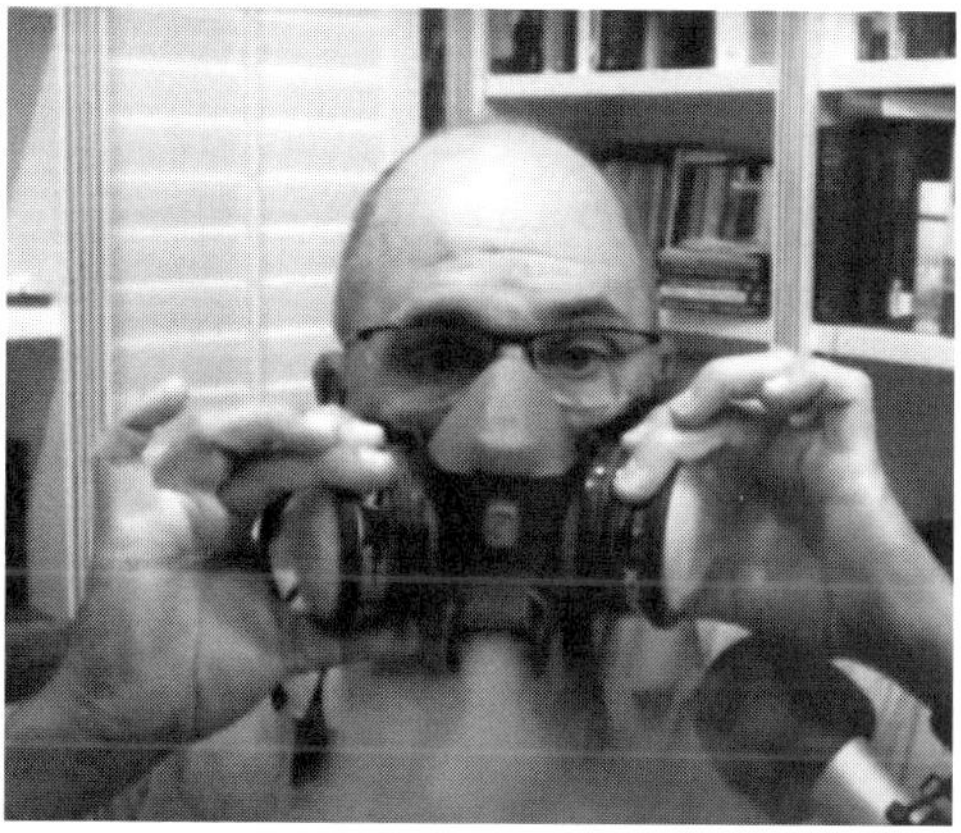

サージカル・マスクでもエアロゾル（飛沫）が出る

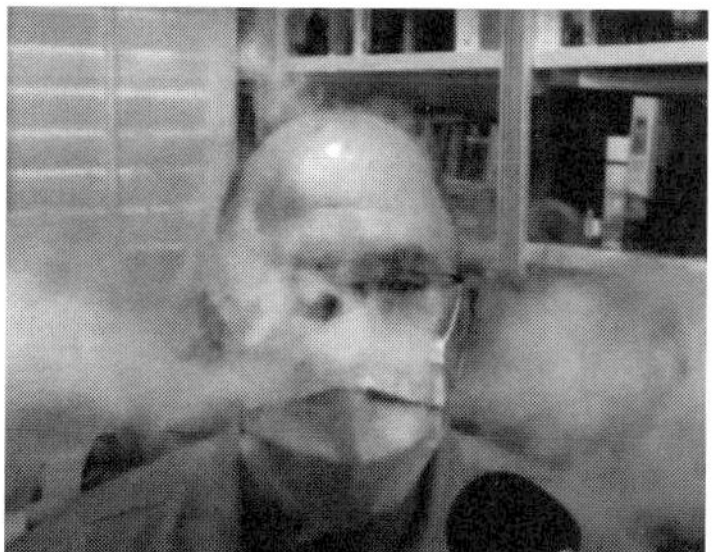

不織布製マスクも効果なし

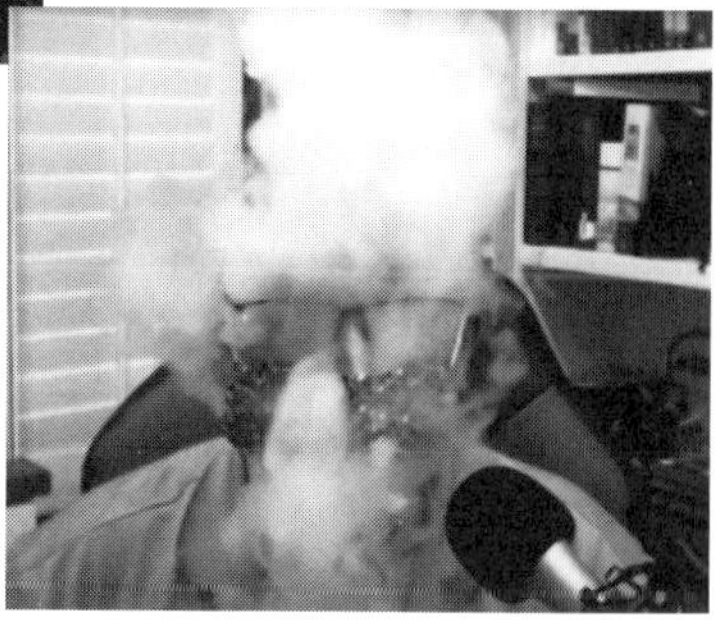

2枚重ねにしても防げない

もしれません。

健康な人にマスクはいっさい不要だ

マスクだらけの奇怪な光景

さて——。ウイルス〝陽性〟者が、他人に感染させることができるかどうか？

ウイルスが死んでいて、〝断片〟だけが残っている場合では、他人にうつすことはできません。また、ウイルスが生きていても、数が少なければ、他人にうつすことはできません。

通常、ウイルスが感染するためには、数百から数万以上のウイルス量が必要といわれています。したがって、無症状の健常者が他人にウイルスを感染させる可能性は極めて低いと考えられるのです。

ところが、残念ながら日本ではどこに行っても、こんな「マスクだらけ」の風景ばかりです。こんなことは、まったく医学的にも、常識的にも、根拠がありません。

ただ細胞内でウイルスが増殖して発症している人は、他人に感染させる可能性があります。咳が出たり、くしゃみが出ている人。そんな人は、他人に感染させる可能性がありますので、マスクが必要かもしれません。

ＰＣＲも健康なら不必要

最近、患者さんによく質問されることは——。

質問：コロナのＰＣＲ検査を受けた方がいいですか？

答え：健康な人には必要ありません。症状が出現していて、コロナが心配なのであれば、受けてみるのもいいかもしれません。

質問：マスクはしなくちゃいけませんか？

答え：健康な人には必要ありません。もし症状が出現すれば、他人に飛沫感染させる可能性がありますので、マスクは着用してください。

厚労省のホームページにはこう書かれています。

「咳エチケット。咳やくしゃみをする際、マスクやティッシュ、ハンカチや、肘の内側などを使って、口や鼻を覆うことをお願いします」

どんなに元気な人でも、くしゃみや咳をしそうになることもあります。それは自分でわかります。そのときには口を覆ってください。それで飛沫感染を防げます。厚労省がその事実をしっかりと認めています。

「新型コロナウイルス感染症は、罹患しても約８割は軽症で経過し、治癒する例が多いことが報告されていますが、高齢者や基礎疾患をお持ちの方は重症化するリスクが高いことが報

告されています」（厚労省ＨＰ）

遺伝子ワクチンは人を遺伝子組み換え生物にする

自分の抗体で免疫を画策

それではワクチンの話をします——。まず、ウイルスと白血球について。

ウイルスがわれわれの身体の中に入ってくると、これに反応して、白血球が抗体を産生します。そしてウイルスの抗原に抗体が結合して、ウイルスの感染力をブロックします。これが——「抗原・抗体反応」。いわゆる自然免疫（能動免疫）です。

これは、自分自身で抗体を産生して免疫の状態になることです。時間はかかりますが、免疫状態は長く続きます。

通常のワクチンの製造方法——。

これを「鶏卵法」といいます。ニワトリの卵を用います。ウイルスをニワトリの卵に植えて、これを培養して増やします。

そして、このままでは危険ですので、弱毒化、または不活化し、毒性をなくして、これを生《なま》ワクチンまたは不活化ワクチンとして使用します。

すなわち、ワクチンとはウイルスの感染力を極力ゼロにして、ウイルスの抗原性のみを維持させたものです。

ウイルス遺伝情報を注射

こうして不活化したウイルスをワクチンとして注射します。すると白血球がこれに反応して抗体をつくります。こうして自己免疫が完成するわけです。ここに本当のウイルスが侵入してくると、この抗体がウイルスと反応して、ウイルスを排除します。すでにできていた抗体が、ウイルスの抗原に結合して、その感染力をブロックします。

これが一般的に考えられているワクチンの感染症の予防効果です。

さて――。今回の新型コロナに対するワクチンです。

これは、ＤＮＡあるいはＲＮＡを使う〝遺伝子ワクチン〟です。

２０２０年11月10日、ＮＨＫニュース。

「……これまでのワクチンは病原性をなくしたウイルスを接種することで免疫をつける『不活化ワクチン』と呼ばれるものが一般的でした。これに対し、ファイザー社が開発を進めているのは、『ｍＲＮＡ』と呼ばれる物質を使った新たな手法によるワクチンです。体内に新型コロナウイルスの〝遺伝情報〟を取り入れてウイルスの一部を造り、免疫を獲得することを目指しています」

鶏卵法と遺伝子法の違い

それでは通常のワクチン（鶏卵法）と遺伝子ワクチンの製造方法について、少し詳しくお話しします。

■遺伝子ワクチンの製造方法――

コロナウイルスは表面のスパイク（とげ）が特徴的です。

この特徴的なスパイクの部分のＤＮＡあるいはＲＮＡの遺伝子を作成します。

この遺伝子をヒトの筋肉に注射する。すると、この遺伝子の指示で、コロナの抗原すなわちたんぱく質を作るようになります。このように遺伝子の指示で人間の細胞が、コロナの抗原（たんぱく質）を合成する。

これでまず第一段階。そしてこの抗原たんぱく質に対して抗体が作成されます。コロナウイルスに対する防御体制（免疫）の確立です。

ここに本物のコロナウイルスが侵入してきた場合には、この抗体がコロナウイルスに結合して、コロナウイルスを非活性化させる。

■鶏卵法と遺伝子法の違い――

▼鶏卵法：不活化あるいは弱毒化したウイルス（抗原）を接種。
この抗原に反応して白血球が、抗体を作ります。

▼遺伝子法：精製したウイルスのＤＮＡないしはＲＮＡを接種。
このＤＮＡ／ＲＮＡの指示で、細胞自身がたんぱく質（抗原）を合成する。次に、この抗原に反応して抗体が作られる。すなわち、遺伝子法では体内で抗原と抗体の両者が作られる。これが特徴的です。端的にいえば「ヒトの体内でコロナウイルスの抗原性が合成される」ということです。

どちらの方法も、抗体の作成はいずれも「人体内」です。しかし、抗原の作成は、鶏卵法が「鶏卵内」なのに対して、遺伝子法は「人体内」です。

製造期間は、遺伝子法は鶏卵法にくらべて「6～8週間」と非常に短い。製造量も非常に多い。こんな理由から「鶏卵法は〝パンデミック向き〟ではない」ということで、遺伝子法が開発されつつあります。

一般的に考えられている遺伝子ワクチンの〝利点〟は以下です。

■危険な病原体をいっさい使用せず、安全かつ短期間で製造できる。

■対象とする病原体のたんぱく質をコード化、DNA／RNAを接種することで病原体たんぱく質を体内で製造し、病原体に対する免疫を付与する。
■弱毒化ワクチン（鶏卵法）と異なり、病原をまったく持たないため、安全である。

注射した遺伝子ワクチンで身体が〝コロナ化〟？

「長期影響はない」はウソ

ただ、私が懸念しているのは「病原体たんぱく質を体内で生成する」ことです。厚労省もコロナワクチン専用にHPを作りました。こんな質問に答えています。

質問：新しい仕組みのワクチンは、どこが既存のワクチンと違うのですか？　特に、ワクチンの遺伝情報を人体に投与する、ということで、将来の身体への異変や、将来持つ予定の子どもへの影響を懸念しています。

回答：mRNAは、数分から数日といった時間の経過とともに分解されていきます。また、mRNAは、ヒトの遺伝子情報（DNA）に組み込まれるものではありません。身体の中で、人の遺伝情報（DNA）からmRNAワクチンがつくられる仕組みがいりますが、情報の流れは一方通行で、逆にmRNAからDNAはつくられません。こうしたことから、mRNA

を注射することで、その情報が長期に残ったり、精子や卵子の遺伝情報に取り込まれることはないと考えられています（厚労省ＨＰ）。

「逆転写」で変化の恐怖

厚労省が説明する「一方通行」とは、いったいどういうことでしょう？

先ほど言ったコロナの〝トゲ〟部分の遺伝子。それを取ってきて、それをワクチンとして注射します。このＤＮＡからＲＮＡができる。このプロセスを「転写」といいます。そして、このＲＮＡができて、じっさいにコロナたんぱく質を作る。このプロセスを「翻訳」といいます。遺伝子に反応して体内でスパイクたんぱく質が合成されます。この合成たんぱく質が抗原として働きます。

ＲＮＡワクチンは、ＲＮＡが「翻訳」というプロセスを経て、スパイク部分のたんぱく質を作ります。ＤＮＡからＲＮＡができる。このルートは、一方通行である、といわれているのですが、じつは、それだけではなくて、ＲＮＡからＤＮＡができる。このルートを「転写」の逆、「逆転写《ぎゃく》」といいます。

だからけっして一方通行ではありません。ＲＮＡからＤＮＡに行く、こういうルートもあるのです。

ヒトが遺伝子組み換え生物に

２０２０年12月12日にこんな論文が発表されました。

「新型コロナウイルスのＲＮＡは『逆転写』によって人間の遺伝子に組み込まれる」

すなわち、打たれたこのＲＮＡワクチンが「逆転写」によってＤＮＡに変換される。ＤＮＡに変換されたコロナＤＮＡは、人間のＤＮＡに取り込まれる可能性があります。

もしこれが起これば、人間の遺伝子組み換えにつながります。

厚労省のホームページのこんな記述――。

「……メッセンジャーＲＮＡを注射することで、情報が長期に残ったり、精子や卵子の遺伝情報に取り込まれることはないと考えられています」（傍点は筆者）

こう書かれています。しかし、ここには大きな〝疑問〟があります。

スパイクたんぱくの悪影響

遺伝子ワクチンの問題点、第二は「安全性」です。

「ＤＮＡ／ＲＮＡの指示で人体内で合成されたコロナウイルスの抗原（スパイクたんぱく等）が悪影響を及ぼさないか？」

すなわち、われわれの身体の中でウイルスの抗原ができるが、それが身体の中で悪さをしないか？　その心配です。

もっと言うならば、人間が〝コロナ化〟する可能性はないか？

さらに、基本的には、人体内に〝異質の遺伝子〟を打ち込む危険性――。

大橋眞名誉教授（徳島大学医学部）もユーチューブで「遺伝子の代謝経路が不明」と懸念しています。

「遺伝子が長期間、体内に残留したら、何が起こるか？」「やってみないとわからない」「自然にないものを、人間の細胞に入れ込むことは、自然の摂理を超えている」（大橋教授）

さらに大橋教授は、現在のワクチン・ラッシュに釘を刺します。

「こんな危険なもの（〝遺伝子ワクチン〟）を使わなければならないほど、コロナウイルスは有害なのか？」

ちなみに大橋教授のサイトはいまや削除されて、閲覧することはできません。

遺伝子変化で〝モンスター人類〟が出現？

巨大なサケ、筋骨隆々のウシ、そして……

いま進捗中のコロナウイルス・RNAワクチン、DNAワクチン。

アメリカでファイザー、モデルナ、イギリスでアストラゼネカ……。これらの会社はすべて〝遺伝子ワクチン〟を製造しています。

遺伝子組み換え食品――。大豆あるいはトウモロコシが有名です。

最近では遺伝子組み換えで巨大なサケができたり、6本足のニワトリができる。1羽のニワトリから鶏モモ肉が6本取れます。あるいは筋骨隆々のウシやブタ……。

こういった野菜や動物で培った遺伝子組み換え技術が、コロナワクチンと称して、われわれの体に注射されようとしています。

これは、われわれの〝遺伝子組み換え〟につながります。

アメリカのキャリー・マディ医師もユーチューブで警告を発信していました。けれど今は「画像を再生できません」。これも削除されてしまったのです。

娘や息子には打たせるな

日本でも、まだ接種が始まるずっと以前から、『週刊現代』が「新型コロナワクチンは〝遺伝子ワクチン〟」と警告しています（2020年10月24日・31日号）。

「コロナワクチンを娘や息子に打たせてはいけない」

「コロナ以上にリスクのある人体実験……」

「政府は、ワクチン接種を全額国費負担で受けられるようにする方針だ」

「遺伝子ワクチンはこれまで承認されたことはなく、未知の領域です。仕組み自体が未知のものなのに、いきなり数億単位の人間に接種した」

まとめです――。

〝遺伝子ワクチン〟の危険性。

▼開発が優先され「安全性」が軽視されている。
▼人間の遺伝子組み換えである。
▼遺伝物質が生殖細胞に移行する恐れがある。
▼人間の遺伝子改造につながる。
▼臨床試験の観察期間はまったく無視されている。
▼数カ月、数年後の身体の異変はまったく研究されていない。
▼多くの不安、危険を黙殺し、人類に強行投与されている。

これから開示されていくワクチンのいろんな情報を、皆さん、一つ一つ勉強してください。あなたの大事な人に、ワクチンを打たせるのか？　打たせないのか？

個人個人の判断が問われています。けっして他人事ではありません……。

コロナワクチンの恐ろしさ：9

新型コロナは99.8％、人工ウイルス

世界トップクラスにランキングされるアメリカの医学博士が「新型コロナウイルスが実験室で造られた可能性は99.8％」と断定する全193ページの論文を公表した。

スティーブン・キー医学博士は360以上の医学研究論文を公開、１万回以上引用され、87件の特許を保有、世界科学者の上位１％にランクされている。そのトップクラスの権威ある医学者が、「新型コロナは人工」……つまり生物兵器と断定したのだ。

用いたのはヘイズ解析という手法。これは膨大な確率計算から絞り込むもの。

「分析の性質上、０％や100％の数値が出ることはない。それだけに99.8％は、実質的に『確定』といえる」（同博士）

つまり、新型コロナウイルス人工説は100％確定した。

2020年２月、「新型コロナウイルスにエイズウイルスのたんぱく質が挿入されていることをインドの科学者が発見」というニュースが流れた。モンタニエ博士も、それを人工合成された生物兵器と断定している。キー博士の解析は、これらの指摘が正しいことを証明したのだ。（『In Deep』）

コロナワクチンの恐ろしさ：10

接種者6〜7割が死亡か入院する

「感染拡大第３波でワクチン２回接種した人の60〜70％が死亡するか、入院する」

英国委員会が衝撃予測を行っている。英国コロナ対策委員会の下部組織「ＳＰＩ−Ｍ−Ｏ」がワクチン接種の影響を調査した。その結果、「第3波の発生は避けられない」という。そして恐ろしいことに、死亡と入院の増加は「ワクチン２回接種した人」に集中して起こる、という。つまり「ワクチンを打った人ほど死亡し、入院する」と英当局が公然と認めたのだ。

イスラエルでも、ワクチンの嘘がばれている。「ワクチン接種者は、未接種者の８倍もコロナ変異株に感染しやすい」（テルアビブ大学）

同大研究チームによれば、2回接種者と未接種者が、変異種に感染する確率は、5.4％対 0.7％で、接種者が８倍も高いという衝撃的な結果だった。これは、ワクチンこそ感染を爆発させる……という真実を証明している。

ジブラルタルではファイザー製ワクチン接種後、53人が急死。「虐殺」という声もあがっている。犠牲者は、やはり80歳以上の高齢者が多い。（『TOCANA』）

コロナワクチンの恐ろしさ：11

動物全滅！だから実験中止

「新型コロナワクチンの動物実験は中止された」という事実にも注意していただきたい。以下はテキサス州議会の上院委員会における医師の意見陳述の模様だ。

質問：動物を省略したなどという一般向けのワクチンを他に見たことがありますか？

回答：じっさいに動物実験を行ったところ、「動物が死亡し続けた」ので、実験を中止したということです。そのようなものを国民に使い始めたのです。

イードン博士が欧州医薬品庁（EMA）に提出した嘆願書にはこう書かれている。「動物実験が失敗した（死亡した）主な原因はADE（抗体依存性感染増強）による。これはワクチンにとって深刻だ。たとえばアカゲザルは重篤な急性肺障害に陥った。しかしワクチン接種しなかったサルには見られなかった。マウスの肺に好酸球（アレルギー性の炎症を起こす白血球）の浸潤をともなう病変を起こした」

これら実験動物の死亡続出……を目撃して、イードン博士は開発中止を提言したことはまちがいない。おそらく逆に実験失敗という事実の隠蔽を命じられたのだろう。博士は命をかけた内部告発の道を選んだのだ。

コロナワクチンの恐ろしさ：12

アナフラキシーとポリエチレングリコール（PEG）

新型コロナワクチン接種直後にまず襲うのがアナフラキシーショックだ。これは激しい急性薬物アレルギー。この発症比率は女性のほうが圧倒的に高い。その原因は研究者の間でもミステリーとされていた。しかし、謎が解けた。それが化粧品に多用されているポリエチレングリコール（PEG）の存在だ。これは一種の界面活性剤で、化粧品には溶剤として配合されている。一方、ファイザー社などのmRNAワクチンは、遺伝子情報を運ぶmRNAをPEGの脂質膜に包んで、筋肉に注射する。

当然、PEGは人体にとって異物であり、侵入するとアレルギー反応を引き起こすこともある。そして、多くの女性は日常的に様々な化粧品を多用している。そのなかにはほとんど例外なくPEGが配合されている。よって、多くの女性には経皮からPEGが体内に微量侵入している。そしてすでにPEGに対する抗体を持っている。そこにmRNAワクチン注射で、PEGも侵入。これに対して抗体が過剰なアレルギーを起こしたのがアナフラキシーだ。発症するのが女性に圧倒的に多いのは以上のメカニズムからだ。（『In Deep』）

コロナワクチンの恐ろしさ：13

失明・皮膚障害が続出

ＷＨＯデータベース（Vig Base）には欧州内でワクチン接種後の「目の障害」が１万9916件、報告されている（2021年5月1日時点）。そのうち「失明」が303件に達する。その他、眼球出血189件、視覚障害1625件、目の痛み4616件。目の障害の発生率は80人に１人と推計される。

アメリカでも数多くの失明報告がある（『ＶＡＥＲＳ症例リポート』）。インディアナ州の83歳の女性はモデルナ製ワクチンを接種したが、その日のうちに左目が失明した。「病院の緊急治療室に行ったところ、血栓ができて失明した」と診断された。眼科医は「おそらく永久に残るだろう」と言った。オクラホマ州在住の50歳女性は、ファイザー製ワクチン２回目投与の２時間半後に網膜の静脈が閉塞、右目を失明した。

皮膚障害も数多くの被害が発生している。まず、皮膚に発赤、発疹が出現し、それが、水腫、びらん、カサブタ、腫瘍などになり、最後は黒く変色する。

これらは失明同様、コロナワクチンの〝スパイクたんぱく〟が血管内皮に刺さり、血栓を生じたためだ。いずれも糖尿病の末期症状と酷似する。

コロナワクチンの恐ろしさ14

接種後に高齢者施設入居者の25%が急死

「……ワクチン接種後に『25%の入居者が急死した』」というドイツのドキュメンタリー映画がある。これが今、世界の多くの高齢者たちに起きているのではないか?

2020年12月末にはノルウェーの老人施設で、新型コロナワクチン接種により33人もの老人が急死している。その後、なぜか世界のメディアから、高齢者施設の報道が消えている。まさに高齢者の〝大量死〟は「不都合な真実」として、もみ消されている……。

ゲイツ財団の元ワクチン開発局長ボッシュ博士は次のようにコメントしている。「新型コロナワクチンは、人間の〝あらゆる〟免疫能力を破壊して死に導く……」

冒頭のドキュメンタリー映画は、ドイツの高齢者施設52人のうち、ワクチン接種後に13人が急死……というショッキングなもの。

恐ろしいのは、市長などが「ワクチンとは無関係」と言い張っていることだ。さらにその後、世界で老人たちの悲劇の報道は、見事なまでにパタリと消えた。〝闇〟の深さを感じさせる。

(『In Deep』)

コロナワクチンの恐ろしさ：15

年寄りは〝皆殺し〟にされる

2021年1月から2月にかけて報道された、高齢者施設でのワクチン接種後の死亡例。

●スペイン：入居者94人の高齢者施設でワクチン接種後46人が急死。（2月4日、スペインの報道）

●スペイン：高齢者施設でワクチン接種後、22人が死亡、103人が新型コロナウイルスへの感染が判明した。（同）

●ドイツ：緩和ケア病棟の患者10人がワクチン接種後、数時間から4日で死亡。（1月15日、ドイツの報道）

●イギリス：入居者72人の高齢者施設で、ワクチン接種後22人が死亡した。（1月28日、イギリスの報道）

スペインで入居者半数を〝殺した〟のがファイザー製ワクチン。しかしその後、ワクチンによる老人たちの大量死の報道はピタッと止まっている。

前出ドキュメンタリー映画に登場した女性職員の証言。

「〝ワクチン特攻隊〟が施設に乗り込んできて、短時間で高齢者にワクチンを打ちまくった」（『In Deep』）

〔第3章〕中村篤史

危ないものは危ない——だから打ってはいけないのです

人を殺すために作られた兵器、それがコロナワクチン

あなたの**身体**が「**工場**」にされる

そう、「コロナワクチンは打たない」とすでに決めている人もいるだろう。

「My《マイ》 body《ボディ》, my《マイ》 choice.《チョイス》」である。自分がどんな医療を受けるかは自分で決めるべきことで、その選択が尊重されるのは当然のことだ。

しかし、自分は「打たない」選択をしたものの、自分の周囲に接種した人がいて、その接種者から悪影響を受けた人（主に女性）が多発している。生理の周期が乱れたり、重くなったり、妊娠中の女性なら流産、授乳中の女性なら母乳の量が減ったり……。

いったい、なぜこのような現象が起きるのか？

5人の医師がオンラインで議論している動画がある（次ページ参照）。

5人それぞれが自分の視点で意見を述べているが、5人全員が一致した点がある。

それは、「コロナワクチンは大量殺戮《さつりく》を目的とした生物兵器」ということである。福井県議の斎藤新緑《しんりょく》議員が「ワクチンは殺人兵器」と言ってマスコミが騒いだが、5人の医者も同じような結論に達したわけだ。

以下に、特に重要な点を紹介しよう。

コロナワクチンの接種（〝注入〟）によって「shedding《シェディング》（排出）」が起こる、という指摘があるが、これは正確ではない。「排出」は生ワクチンの接種によって起こる現象だが、コロナワクチンはそうではないからだ。

というか、そもそもコロナワクチンは「ワクチン」ではない。

感染症の予防を意図して打つ――。それがワクチンだろう。

しかしこの注射には、ウイルス感染症から人々を守る成分は、何一つとして入っていない。単純に、人を殺すために作られた〝生物兵器〟である。

コロナワクチンはＳＡＲＳ《サーズ》２のスパイ

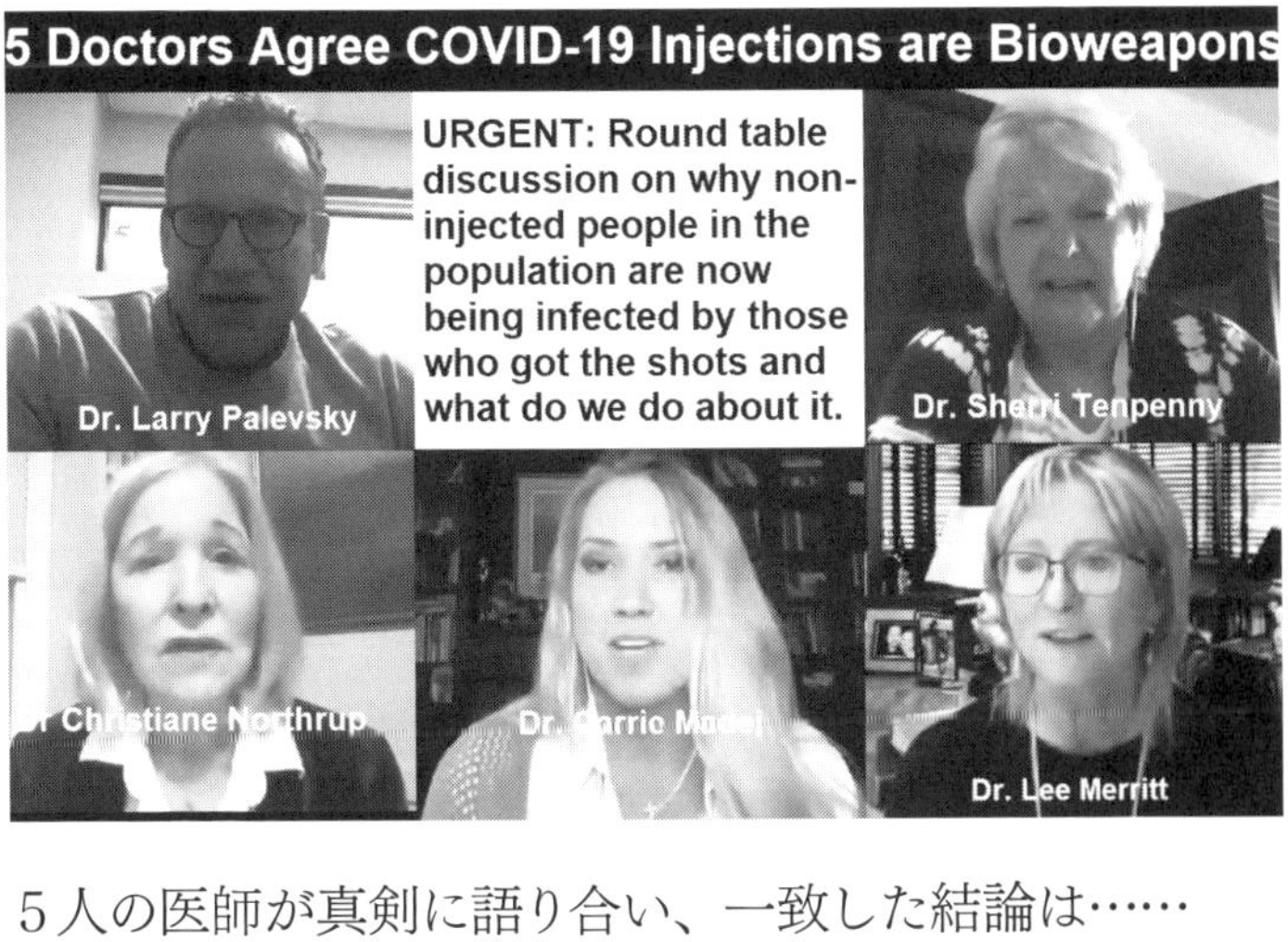
5 Doctors Agree COVID-19 Injections are Bioweapons
URGENT: Round table discussion on why non-injected people in the population are now being infected by those who got the shots and what do we do about it.
Dr. Larry Palevsky
Dr. Sherri Tenpenny
Christiane Northrup
Dr. Lee Merritt

５人の医師が真剣に語り合い、一致した結論は……

「新型コロナウイルスは生物兵器だ！」

クタンパクに対抗する合成タンパクを体内で産生させる作用を持つ。これは従来のワクチンにはない働きである。

いわば、体が特殊なタンパク質の「工場」となる。

産生されたタンパク質は、唾液、糞便、汗、精液、血液などに分泌される。

これらの分泌物を通じて、伝染（transmission《トランスミッション》）が起こる。

この「工場」が停止するのかどうか、つまり、タンパク質の産生がストップするのかどうか、また、このタンパク質がどのような感染形態をとるのか（飛沫感染か接触感染か）、いまだ不明である。

〝ワクチンの仕掛人たち〟としては、全人口に接種する必要はないと考えている。

なぜなら、接種者がキャリアとして、大量殺戮生物兵器を散布する役割を期せずして担うからだ。現実に、接種者こそがスプレッダー（病気の感染源）であり、コロナワクチン未接種者にコロナ様症状を引き起こしている。

ファイザー製やモデルナ製は2回接種が必要だが、ジョンソン&ジョンソン（J&J）製は1回の接種で済むということで、世界各国で多くの人がJ&J製を打ったが、実のところ、J&J製こそ、最悪のワクチンである。

なぜなら、風邪の原因ウイルス（アデノウイルス）を含んでいるからだ。注射によって

600億個ものアデノウイルス粒子が腕に注入されることになる。アデノウイルスの注入により「shedding」が起これば、呼吸により容易に拡散する。

ファイザー社、モデルナ社、アストラゼネカ社、J&J社、いずれのワクチンもスパイクタンパクを作ること、さらに、スパイクタンパクに対する抗体を作ることを目的にしている。

これはBBB（血液脳関門）を通過するし、遺伝子に作用するし、脳内のタンパク質に影響する。

実際、コロナワクチンの経鼻投与が現在開発中である。つまり、経鼻吸引によっても簡単に脳まで届くのだ。

女性の身体の精巧なメカニズムが破壊される

これだけ酷いワクチンの後遺症

ワクチンの後遺症をざっと挙げると――。

●生理周期の乱れ、不妊、流産
●閉経後女性の再出血
●子宮全体がごっそりと剥離《はくり》した（1症例）

●性器腫脹《しゅちょう》（腫れ上がる）、勃起不全
●血栓、鼻出血、下肢のあざ
●脳静脈血栓（一般に極めてまれな病気だが、ここ数カ月で２４０もの症例報告がある）
悪影響は特に女性に出やすい。なぜだろうか？

女性の体は非常に精巧なメカニズム（妊娠、出産、生理周期の維持など）で成り立っている。コロナワクチンはこのメカニズムを破壊する。

ファイザー社やモデルナ社のｍＲＮＡワクチンに含まれる原材料として、ナノ脂質分子（ナノボットあるいはハイドロジェルとも呼ばれる）が挙げられる。ナノ脂質分子は、異物を破壊する体の防御機能を停止させる働きがある。

人間の体は見事なもので、異物の侵入に対して、それをすばやく無害化しようとする。

〝ワクチン仕掛人たち〟としては毒物を注入したいのだから、体のこの防御機能は厄介である。そこで、毒物と一緒にハイドロジェルを注入すると、これが血中の防御系を攪乱《かくらん》させる。結果、体内の毒物は排出されず、体内にとどまることになる。ハイドロジェルは少なくとも数年間、体内にとどまる。

体内に貯留したハイドロジェルは、バイオセンサーとして利用できる。つまり、これらを通じて体内のデータを集めることもできるし、Wi-Fi《ワイファイ》や５Ｇを通じて起動し、エネルギーやパルス波を発散することもできる。実際、EMF（電磁場）のエネルギーを測定すると、1年前と比べて明らかに高くなっている。

たとえば、111ページの写真を見るといい。

コロナワクチン接種者が、接種部位に磁石をあてる。すると、磁石が接種部位にくっつく。接種してない反対の腕に磁石をあてても、当然くっつかない。

体内の電磁場を乱す何らかの物質が入っていることは間違いないだろう。

しかしこの物質が何なのかは、分からない。

有害・無害論争はムダ、「有害に決まっているから」

成分を公表しない製薬会社

さて、こんな論文もある。

――『コロナのスパイクタンパクはACE2のダウンレギュレーション経由で内皮細胞の機能を損傷する』

この論文が興味深いのは、「スパイクタンパクが細胞内のミトコンドリアに悪影響を及ぼす」のを明らかにしたことだ。

「スパイクタンパクは、細胞内のシグナル伝達をこのように大きく変化させることで、結果、ミトコンドリアにダメージを与える。ミトコンドリアはシグナル伝達の司令塔である。炎症にも加齢にも関係しているし、細胞が〝生きるべきか、死ぬべきか〟さえもミトコンドリアが指令を出している」

このミトコンドリアがダメージを受ければ、当然、細胞もダメになる。

今後、コロナ（あるいはコロナワクチン）の毒性の研究は、「スパイクタンパクがどのような悪さをするか」という研究がメインになってくると思う。

もうね、「コロナワクチンが体に有害か無害か」みたいな話はとっくに終わってて、有害に決まっている。

だから「なぜ、どのように有害なのか」のメカニズムの解明が焦点になってくるはずだけど、研究が難しいのは、ワクチンの製造業者が成分を完全には明らかにしていないことだ。

体内にダイレクトに注入するものなのにその成分を公表してないって、ずいぶんデタラメな話じゃないですか？

このあたりは、行政の不作為として糾弾できるポイントだと思う。

「安心してコロナワクチンの接種を受けるためには、ワクチンの成分をすべて公表してほしい。そのために、行政が動いて、製薬会社にきっちり情報開示するよう指導してほしい」

——こう思うのはけっして私だけではないはずだ。

世界中からの驚きの報告——「磁石がくっつく」

女医Tさんの仮説「ナノ粒子が脳幹部に〝悪さ〟」

——コロナワクチン接種者に磁石がくっつく。

この現象は、コロナワクチンの何たるかを解き明かすヒントかもしれない。

Dr.Tという女医さんがある仮説を唱えている。

専門的な医学用語の連続で難しいけれど、コロナ発症者に「味覚」や「嗅覚」の異常、「極度の倦怠感」などが多発する原因の説明にもなっているので、頑張ってついてきてほしい。

では、以下に紹介しよう。


「コロナワクチンには磁性を帯びたナノ粒子が入っています。このナノ粒子はｍＲＮＡと結合しており、ＢＢＢ（血液脳関門）を通過します。そして脳幹部に取り込まれます。

磁性化ｍＲＮＡが脳に到達するには２つの因子が必要です。

まず、一つには、電磁波照射（EMF radiaton《ラディエーション》）により発生する脳局部での温度上昇。
もう一つにはハイドロジェルなどの人工的な物質の作用です。

以下に、私がこの仮説を提唱する理由を説明します。

2021年4月、5月あたりから、『ワクチンを打った部分に磁石がくっついた』という報告が世界中から相次いでいます。それは数十、数百ではありません。数千もの報告があります。それは皆、ファイザー社製、あるいはモデルナ社製コロナワクチンを打った人たちです。

なぜこんなことが起こるのか。すみやかに究明されねばなりません。

私も実際に磁石がくっつく人を何人か診察しましたが、以下のような傾向があるように思われます。

●ワクチン2回接種した人は、1回だけの人よりもさらに強い磁性を持つ。
●限局した箇所で磁性が最も強まるのは、接種後数週間から1カ月（ただし例外も多い）。
●作用は、金属的（metallic《メタリック》）というよりは、磁性的（magnetic《マグネティク》）である。つまり、たとえば接種部位にネオジウム磁石を近づけると、接種部位との極性（N極、S極）が同じであれば、磁石が反転する現象が見られた。逆に、接種部位との極性が違えば、磁石が皮膚にくっついた。これは明らかに、局部の磁性を示唆するものである。
●患者のなかには、磁石が局所にくっつくと、磁性の感覚を感じられる人もいた。接種部位に、磁石どころか、金属がくっつく人もいた。ナイフやフォークのような大きな金属がくっ世界中から報告が続々と……

「接種部位に磁石がくっつく！」

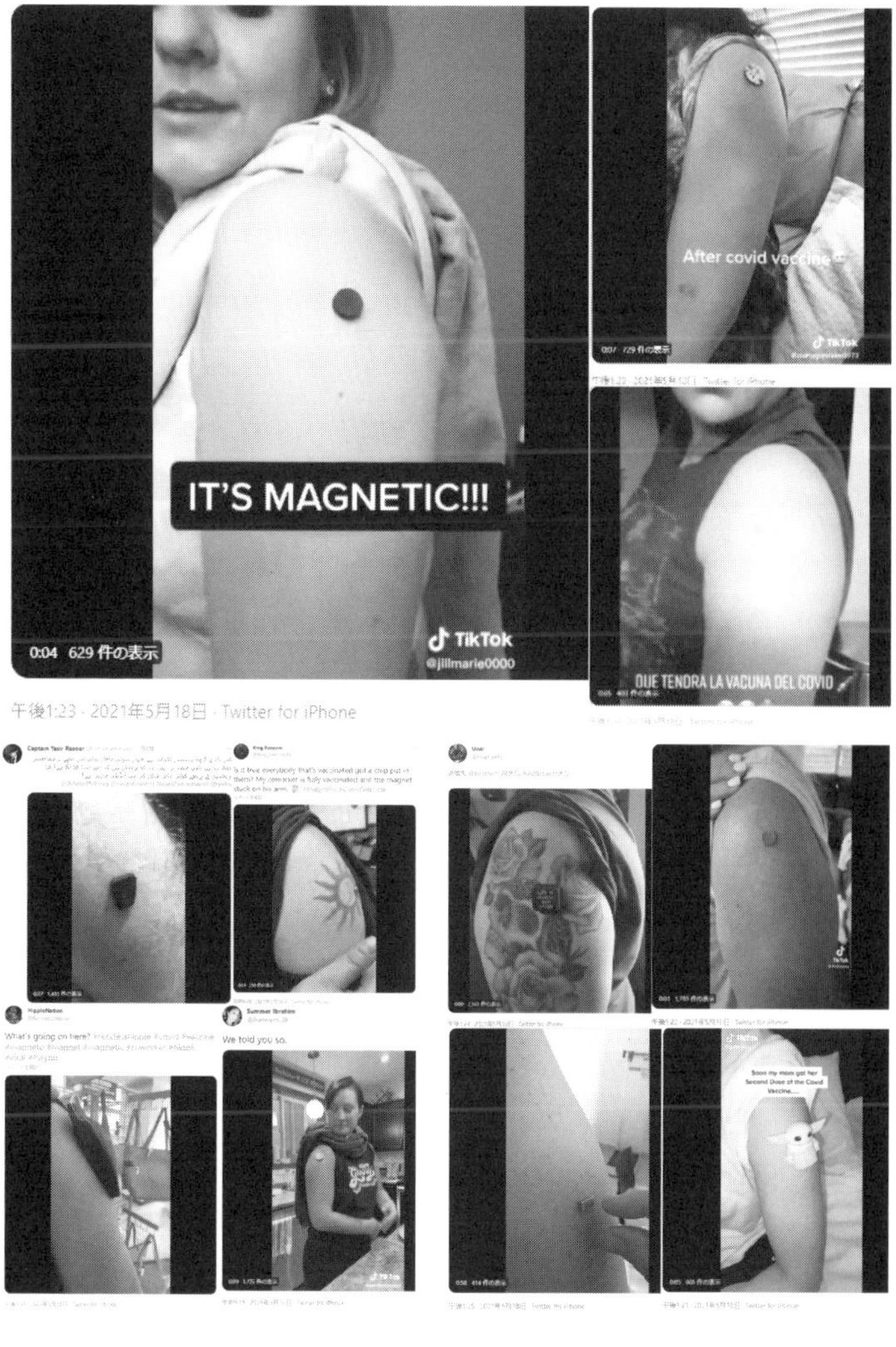

つく人もいた。
●磁性の程度は患者によって様々だが、磁性は筋肉質の人、やせた人で強まり、太った人、腕に脂肪の多い人では弱い。
●同じ年にインフルエンザワクチンを接種している人では、さらに磁性が強まる。

もちろん、現時点ではサンプル数が少ないため、まだ確かなことは言えません。あくまで傾向、というだけです。

しかしＢＢＣからロイターまで、主流派メディアはこの磁石がくっつく現象を『フェイクニュースだ』とこぞって批判しています。

確かに、メーカーにより公表されている原材料には、磁性を持つ物質や金属は含まれていません。しかし、磁性化ナノテクノロジーは確かに存在します。過去10年以上にわたって細胞実験や動物実験が行われてきました。

バイオエヌテック社、モデルナ社、いずれのコロナワクチンもＳ２タンパクを使っています。このスパイクタンパクはアクロバイオシステムズ社から仕入れたもので、同社は磁性化ナノ粒子とｍＲＮＡの図を公表しています。この技術は、ファイザー社のワクチン開発にも使われています。

そういうことを、製薬会社がはっきり公表している、ということです。

磁性化ナノ粒子はがん治療への応用が考えられていますが、フリーラジカルが発生する懸念があります。

私は、この磁性化ｍＲＮＡは血液脳関門を通過し、脳に多くの障害を引き起こすと考えています」

――以上が、Dr.Ｔさんの提唱する仮説、しかも非常に重大な仮説だ。

血液脳関門を通過して脳に侵入した磁性化ｍＲＮＡが、どこにより多く取り込まれるかによって、症状の出方が異なってくる。

脳幹から12対の脳神経が出ている。これは、医学部の学生なら解剖学の授業で必ず習う。国家試験にも出るから、みんな必死で覚える。

医者になれば、ぜーんぶ忘れるけど（笑）。

磁性化ｍＲＮＡが悪影響を与えるのが――。

第１脳神経（嗅神経）なら「嗅覚脱失（臭いを感じない）」

第２脳神経（視神経）なら「失明」

第３脳神経（動眼神経）なら「眼球運動異常」

第７脳神経（顔面神経）なら「顔面麻痺」や「ベル麻痺」

第8脳神経（内耳神経）なら「難聴」や「平衡感覚異常」
第9脳神経（舌咽神経）なら「味覚脱失（味覚が失われる）」
第10脳神経（迷走神経）なら「精神異常」や「胃腸障害」

――といった具合だ。

当院の患者さんにも「くっついた！」

僕も実際に自分の目でこの現象を確認するまでは、本当かどうかの判断は〝保留〟にしていた。

当院の患者で「コロナワクチンを打った」という人がいれば、本人の許可をとって、接種部位に磁石がつくかどうかのチェックをさせてもらっていた。

●症例（50代男性）

2021年7月初旬、コロナワクチン2回目接種を完了。その1週間後、当院受診。本人の了解を得て、接種部位に磁石（ネオジム磁石）を近づけたところ、磁石がつくことを確認。

汗でついた、とか、そういうレベルではなかった。接種部位と磁石の間に、はっきり、磁力を感じた。

ナカムラクリニックの男性患者さんにも……

「磁石がくっついた！」

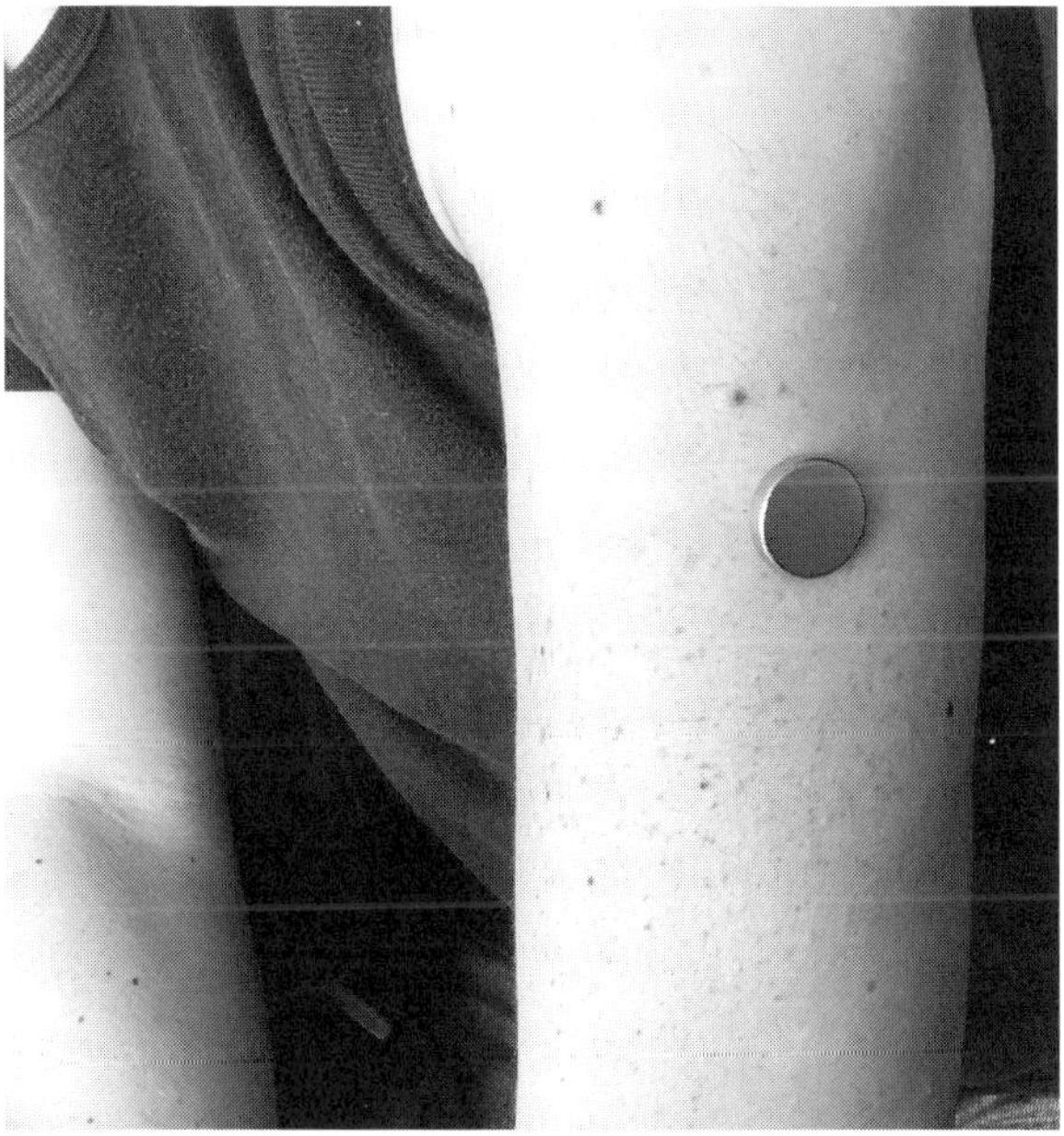

もちろん、チェックさせてもらった人全員に磁石がついたわけではない。というか、磁石がついたのは今のところこの人だけ。しかし、「0」か「1」かの違いは、天と地の差である。

ワクチンは精神も内臓も冒す

いいですか？

ワクチンによって多種多様な副反応が生じるが、結局のところ、本態は磁性化ｍＲＮＡが脳のどの部位にダメージを与えるか、だ。ここを押さえれば系統的に把握することができる。血流や血管の走行には個々人でバリエーションがあるから、これにより症状の個人差が生じるということだ。

Ｔ医師の主張は続く。

「特に重要なのは第10脳神経（迷走神経）です。腸脳相関という言葉がありますが、迷走神経こそ、脳と腸をつなぐ神経です。ここに悪影響が出ると、精神症状と消化器症状の両方が出現します。不安、抑うつなどの感情障害、呼吸困難感、嚥下《えんげ》の違和感、バイタル（脈拍や血圧）の異常変動、といった症状が出ます。バイタルの異常変動により意識消失することも起こりえます。さらに、嘔気、嘔吐、胸焼け、体重の増減、四肢末端のチクチク感が生じたりします。

なぜ、こうした症状が起こるのか――？

こうした症状がある部位では、電磁波による『低線量被曝（low《ロウ》 level《レベル》 radiation《ラディエーション》）』が起こっている、というのが私の仮説です。

たとえばケータイやスマホなどの電子機器の使用によって脳が放射線に暴露され、脳内の温度がわずかに上昇します。もちろんこの暴露は、様々な要因（頭蓋骨の厚み、脳の発達状況など）の影響を受けます。悪影響を最も強く受けるのは、小児と高齢者です。

電磁波が作用するのは、なにも体温だけではありません。これによってイオンチャンネルが変化したり、脱髄《だつずい》（神経細胞の破壊）も起こります。電磁波照射は、２０１１年にがんの原因リスクとして登録されています。

ブルートゥースは電磁波が一方の耳から反対の耳へまっすぐに飛びます。両者は脳底部で交わりますが、磁性化ナノ粒子との相互作用もあいまって、特に顔面神経に悪影響が出ます。

もうひとつ、指摘しておきたいことがあります。ＰＣＲ検査の検体採取のときに扁桃や咽頭を綿棒でぬぐいますが、綿棒自体がハイドロジェルで汚染されているエビデンスがあります。もしこれが事実なら、検体採取の際に鼻咽腔に付着したハイドロジェル、電磁波照射、磁性化ｍＲＮＡ、この３つの組み合わせにより、松果体を含む脳の深部機能が破壊されることになります」

以上がＴ医師の仮説だ。クリニックで毎日患者さんを診ている私の実感としても、彼女の主張はうなずける点が多い。

ワクチン不妊、これほどあるエビデンス

ファイザー内部文書で判明した「卵巣に蓄積」
――「コロナワクチン、12歳以上にも。早ければ6月末にも」

明らかに、狂気の加速度が増している。

一方、コロナワクチンの毒性が次々と明るみに出ている。

ファイザー社の内部資料が流出し、以下のような研究が出てきた。

筋注したmRNAワクチンが体内のどこに運ばれ、どのように代謝されるのか。これは研究者にとって重大な関心事である。

というのは、たとえば成分の大半が肝臓で代謝／分解され、そのまま体外に排出されてしまっては、意味がない。何のためのワクチンなのか、ということになる。ワクチンの成分が、彼らの〝狙うところ〟に、しっかり届いてもらわないと困る。

そこで、以下のような研究を行い、ワクチン成分の体内動態を調べた。

ルシフェラーゼ（かの下村脩がオワンクラゲから抽出した発光酵素）で標的したRNAを

脂質ナノ粒子（ＬＮＰ）で包み、これをネズミに筋注する。これでｍＲＮＡの体内での挙動を追いかけることができる。

ワクチンの成分、どこに最も蓄積したと思いますか？

結果をかいつまんで紹介しよう。

接種部位、脾臓、肝臓に多いことは想定内。体内に入り込んだ脂質ナノ粒子を白血球が貪食し、それが脾臓や肝臓にたまって、高濃度に蓄積したものと考えられる。

しかし意外なのは、卵巣である。卵巣に高濃度のｍＲＮＡが見られた。

いいですか。ここ重要なのでもう一度言います。

――「脂質ナノ粒子抱合ｍＲＮＡは、卵巣に高濃度に蓄積します」

これがどういう意味か、分かりますか？

すでにお伝えしたように、コロナワクチンに含まれるｍＲＮＡは接種者のＤＮＡに取り込まれ、遺伝子を改変する。

『逆転写されたＳＡＲＳ－ＣｏＶ－２ＲＮＡはヒト培養細胞のゲノムに取り込まれ、患者由来組織に発現する』という論文がある。

「遺伝子を改変する」と漠然といっても、具体的にどこの遺伝子に影響を与えるのか、よく分からなかった。しかし上記の実験を踏まえれば、ある予想が立つ。

卵巣を構成する細胞のDNAに取り込まれ、次世代に悪影響を与えるのではないか。つまり、不妊になる可能性が懸念される。

さらに、こんな〝漏洩〟文書もある。

2021年初頭、欧州医薬品庁（EMA）のサーバーから流出した文書をフランスのル・モンド紙がスクープ。

「実験室でのテスト段階から、世界中に配給する大規模生産に切り替えたとき、RNAの完全性（RIN）が大幅に減少していた。品質指標は78・1％から59・7％に、一部のバッチでは51％にまで低下していた。

これはつまり、ワクチンの活性物質の濃度が低いだけではなく、40％以上のmRNAが不安定で、体内でランダムに有害な命令を出す恐れがあるということである。

ファイザー社はこの問題を把握しており、投与量を増やすことでこの問題の克服を試みたが、結果は、炎症、血栓症、発作などの有害事象の発生を増やしただけのことだった」

狂気の犠牲になる子どもたち

こんなツイートがあった。

アストラゼネカ製ワクチンを分析（電気泳動）してみると、特にABV5811で「承認内容に含まれていない不明物質」のバンドが多かった、という。

だいたい、すべての成分を公開していないって、フェアじゃない。普通の人は、添付文書にはすべての成分が記載されている、と思うでしょうが……。

老舗《しにせ》のソバ屋が「うちのダシの味は秘伝で、詳しい成分のことはお伝えできません」とかなら分かるよ（笑）。

でも体に注入するワクチンで、そういう企業秘密があってはいけない。

ちゃんとオープンにしてもらわないと……。

さらに、日本の研究――。

「コロナウイルスに感染すると、感染を防ぐ中和抗体ばかりでなく、感染を増強させる抗体（感染増強抗体）が産生される」

これ、ワクチンを打ちまくった国で感染爆発が起こった理由そのものじゃないの？

さて、こんなワクチンを子どもにまで打つという狂気が、現在進行形で起こっている。

ワクチン実験に参加した（参加させられた）子どもの父親の発言だ。

「12歳以下の小児コロナワクチン治験に参加した（わが子）２人のことを誇りに思います。なんて勇敢なのでしょう。科学のために、他の子どもたちのために、注射を受けてくれたのです」

いやいや……、勇敢というか、それ、児童虐待ですから。

子どもだって死にますよ、普通に。

現に米国からはこんな情報が次々と寄せられている。

「コロラド州の15歳の少年、死亡。ファイザー製ワクチン接種から2日後」

「フロリダ州の1歳男児。モデルナワクチン接種し、けいれん発作。2日後に死亡」

「バージニア州の2歳女児。ファイザーワクチン接種から5日後に死亡」

明日を担う子どもたちを犠牲にしてはならない。

ことは急を要するのです。

コロナワクチンの恐ろしさ：16

モデルナ製ワクチンに人口削減物質

「ビル・ゲイツ支援のモデルナワクチンに『人口削減』物質が混入されていた！」

その有害物は、がん発症や突然死を引き起こすという。アメリカのニュースサイト『バンディッド・ビデオ』が告発。それによると「モデルナ製ワクチンの成分表に〝SM－102〟なる物質を発見。これは〝イオン化脂質〟と呼ばれる物質。さらに「米化学薬品企業」が米国労働安全衛生局（OSHA）に提出した「有害データ」によれば「人体に悪影響を及ぼす恐れがある」という。具体的には「発がんの恐れ」「生殖や胎児を損なう恐れ」「中枢神経、腎臓、呼吸器系を損なう」。

これら科学的データを踏まえて『バンディッド・ビデオ』は「モデルナ製ワクチンは〝人口削減〟のために造られた」と告発している。

ビル・ゲイツはこれまで「ワクチンで地球人口の10～15％を減らせる」と公言している。まさにゲイツが資金提供するモデルナ製ワクチンは人口削減〝兵器〟であったことが露見したということだ。（『TOKANA』）

コロナワクチンの恐ろしさ：17

接種したすべての女性が「不妊」に

「コロナワクチンは、接種したすべての女性を不妊にする」

——米国の科学者たちはCDCに「ワクチン接種の即時停止」を要求している。

〝スパイクたんぱく〟にはシンシチンという物質が含まれている。それは「胎盤を形成するために絶対に必要なもの」。不妊にはさまざまな原因がある。しかし、その前段階として、このシンシチンが機能しなくなると「胎盤が形成されない」。つまり「絶対に赤ちゃんを授かれない身体」になってしまう。

マイケル・イードン博士も欧州医薬品庁に「新型コロナワクチン研究の即時停止を求める緊急申請」を提出している。

「このワクチンは〝スパイクたんぱく〟への抗体を産み出す。しかし、スパイクにはシンシチンというたんぱく質が含まれる。これは胎盤形成に不可欠だ。コロナワクチンは、このシンシチンに対する免疫反応（攻撃）を引き起こす恐れがある」。同博士はワクチン接種した女性の「恒久的な不妊」を警告しているのだ。（『In Deep』）

コロナワクチンの恐ろしさ：18

接種者のそばにいるだけでも不妊に！

「ワクチン未接種の女性が接種者とともにいるだけで、生理・生殖機能が破壊される」。このような事例が世界中で起き続けている。カナダのニュースメディア『グローバル・リサーチ』の記事（2021年4月28日）。

「奇妙な現象だ。ワクチン未接種者が、コロナワクチン接種者の周囲で〝病気〟になり続けている」。まさに、ミステリーだ。

「打った人の周囲にいる人が悪影響を受けているという奇妙な現象が、世界中で数えきれないほど報告されている」（同）

その〝奇妙な症状〟とは――。「不規則で重い月経、妊娠中の出血、流産……。ワクチンを接種していないのに、片頭痛、不規則なアザ、突然の鼻血などが報告されている。また、ワクチンを接種した人と触れたペットの動物がその後、死亡した」。接種者は病原体を出しているのか？　ウイルス以上の毒性なのか？　判明したのはワクチン接種した女性は、未接種の女性の月経周期に大きく影響を与えている事実。

イードン博士は大胆に指摘している。「これこそ大規模な人口削減です」（『In Deep』）

コロナワクチンの恐ろしさ：19

米軍部が進める人類〝電子家畜〟化

2010年以来、ペンタゴン（米国防総省）の軍事機関ＤＡＲＰＡ（ダーパ：国防高等研究計画局）は〝遺伝子ワクチン〟に着目した。この組織は、マイクロ・ニードル（微細針）が付いた〝シール〟を開発した。それを皮膚に貼る。すると合成ＤＮＡワクチンを〝投与〟できる。これを「エレクトロポレーション（電気穿孔法《せんこうほう》）」と呼ぶ。身体を傷つけず、電気的に小さな穴をあけて注入できる。接種された当人はまったく無傷で、気づかない。彼らの言葉を借りると遺伝子レベルでの「人間の強化と破壊」である。2020年、ＤＡＲＰＡは「ブレイン・マシン・インターフェイス（脳と機械の接続）」計画を推進している。つまり、人間の脳とＡＩ（人工知能）がつながる。それによって人間の遠隔でのコントロールが可能になる。

もう一つの計画が「非外科的ナノテクノロジー（Ｎ３計画）」。外部からあなたの脳に直接「読み・書き」する。あなたの「記憶」や「思考」を書き換え、脳はハイジャックされる。さらに健康監視の移植〝ハイドロゲル〟を注入。それは電波を発し、身体情報を外部で受信。このゲルは移植されると体内で成長するが、ＤＮＡなどへの影響は〝不明〟だ。（内科医キャリー・マディ医師）

コロナワクチンの恐ろしさ：20

大虐殺の時代がついに到来か!?

「21世紀、新たな時代。それはワクチンシステムによる全体主義化と大虐殺時代の到来の渦中に私たちはいる。それは、ヒトラー、スターリンなどの悪を想起させる」（イードン博士）。そして断言する。「このワクチンは生物兵器だ！」

彼はファイザー社の副社長のほか、米国外科医師協会の会長まで歴任している。だからこそ、この発言は重い。

「生物兵器コロナワクチンは大規模な人口削減に使われる。私はそう信じています」

博士は声を大にして叫ぶ。「とにかく、３回目の接種に近づいてはいけない」

しかし、『ブルームバーグ』報道などのように、「３回目接種」「毎年の接種」はもはや既定路線となってしまっている。「あなたの政府は、あなたを死なせる可能性のあるやり方で、あなたに〝嘘〟をついています。窓の外を見て、こう考えてみてください。なぜ政府は根本的なことで〝嘘〟をつくのか？　それは、あなたを〝殺そう〟としているからです。政府は、あなたも家族も〝殺す〟でしょう」（イードン博士）（『In Deep』）

次々と露見！ 現代の悪魔たちのウソ

「コロナは特定の勢力によって（人口削減などの）邪悪な〝アジェンダ〟を推進するため利用されている」。米カトリック教会の聖職者バーク枢機卿が告発している。

「その勢力が、グレートリセットやニューノーマルなどの対象として、われわれを無知と恐怖で操ろうとしている」

コロナパンデミック以前から「ワクチンパスポート計画」が練られていたことが判明した。この奇妙なパスポートは2018年4月、欧州委員会によって初めて発表されている。パンデミックの1年以上も前。まるで予見（計画）していたとしか思えない。

アメリカのある薬剤師は、モデルナ製ワクチン500人分を破棄した。その理由は「ワクチンは、人間のＤＮＡを変異させるからだ」。

「ロックダウンはコロナ感染対策にまったく無効。一人も救わない」（米シンクタンク）。これは、世界中の事例と論文から結論づけた。

イードン博士も発言している。「コロナはもう終わった。集団免疫がついた。ワクチンは完全に不要だ」（『TOCANA』）

〔第4章〕中村篤史

コロナとワクチン……嘘と狂気とペテンと

コロナワクチンはデトックスできる

問題は「いつ死ぬのか?」だなんて

聞き飽きたかもしれないけど、何度でも言います。

「コロナワクチンを打てば、死にます!」

多くの学者がそのように警告している。ただ問題は、「いつ死ぬのか?」、である。

マイケル・イードン博士(元ファイザー社副社長)

「初回接種者のうち0・8%は2週間以内に死亡する。即死しなかったとしても、接種者の見込み寿命は平均2年である。これは追加接種によって短縮する。数十億人が悶《もだ》え苦しみながら死ぬことになる。このワクチンの接種者が天寿を全うすることはない。生きながらえる期間は、長く見積もっても、せいぜい3年である」

リュック・モンタニエ博士(エイズウイルス発見者。ノーベル賞受賞者)

「希望はない。すでにワクチンを打った人に対する治療法はない。我々にできるのは、せいぜい大量の死者に備えて、火葬場の準備をしておくことくらいである。ワクチン接種者は抗体依存性増強（ＡＤＥ）によって全員2年以内に死亡する。もはや他に話すべきことはない」

ヴァーノン・コールマン（英国人ノンフィクション作家・医師）

「初回接種を生き残った人も、２０２１年の秋から冬にかけて大量に死に始める。自然界に普通にあるコロナウイルス（野生型コロナウイルス）と接触すると免疫系でサイトカインストームが起こり、それにより死亡する」

いちばんゆるい予想では、イードン博士の「3年」。いちばん悲観的な予想は、コールマンの「２０２１年の秋冬」。いずれにせよ、一度ワクチンを打ってしまった人の未来は明るくないという。

本当だろうか？

イードン博士はファイザー社の元副社長だから、コロナワクチンの裏の裏まで知っている。2年〜3年と予想する根拠は、おそらく動物実験のデータだろう。

ひょっとしたらヒトを対象にやっているかもしれないけど（刑務所の囚人相手とか）、普通はネズミやネコを使ったデータだと思う。「コロナワクチンを接種したネコが全匹死んだ。

その死ぬまでの期間をヒトに換算すれば、2〜3年だった」みたいなことだと思う。

個人的には、2、3年の猶予あれば「できることはけっこうある」と思っている。

結局、コロナワクチンで死ぬ根本的な理由は、サイトカインストームによる血栓が原因なわけだろう。だったら、サイトカインストームを極力起こさないような食事、生活習慣を心がければいい。

実験動物は日も差さない狭いケージのなかで、お決まりの固形飼料を与えられている。そういうストレスフルな環境下で飼われて2、3年の命、ということなのだから、環境をもっと改善すれば寿命はもっと延長できるのではないか？　何なら食事改善によってサイトカインストームの発症を防げるのではないか？

もちろん、実際のところは分からない。すべて推測である。「そうだったらいいな」という希望を込めた推測に過ぎない。

「絶望」から「希望」に転じるためには

ただ、とにかく、希望を持ちたいではないですか。

モンタニエ博士みたいに「希望はない」とバッサリやられては、すでにワクチンを接種した人は、救いがない。あまりにも酷すぎる。

そこで以下に、サイトカインストームを防ぐ可能性のある方法を紹介しよう。

●板藍根（ばんらんこん）

実はこれは、以前にもブログで「コロナを防ぐ生薬」として紹介したことがある。

しかし、つい2日ほど前、私のクリニックに勤務するスタッフ（漢方に詳しい）の口からこの生薬の名前を聞いた。

「私の友人の漢方医がコロナワクチンを打ちました。彼の漢方クリニックで働くスタッフも全員打ちました。彼、事前に発熱などの副反応が出る可能性を認識していたものですから、ワクチン接種の前後4日間、板藍根エキスを服用したんですね。すると、副反応がほとんどなかった、っていうんです。スタッフには、板藍根エキスを服用した人と服用しなかった人がいたのですが、やはり、服用した人は接種後ほぼ無症状でした。しかし服用しなかった人では2回目接種後に発熱（38度台）、のどの痛みなどが出ました。

さらに、さすが漢方の先生ですね、ワクチン接種後の発熱症状に対しても漢方的な対処法があって、副反応の出たスタッフに芎《きゅう》帰《き》調《ちょう》血《けつ》飲《いん》を処方しました。すると、2、3日できっちり解熱しました。

なぜ板藍根が効いたのか、知りたいですか？　そのためには、漢方の理解が必要です。発熱、漢方的には〝温病〟と言いますが、どこに熱があるのか、その部位によって、〝衛〟、〝気〟、〝営〟、〝血〟の4パターンがあります。ざっと、〝衛〟は浅く、〝気〟は深く、〝営〟はさらに深く、〝血〟は最も深い。西洋医学でいうウイルスは、気分証や営分証にすぐに影響します。これに対応するには、涼血解毒の働きをする板藍根がいい、と考えたわけです。分かりましたか？」

いや、まったく分かりません(笑)。

分からないけど、とりあえず「効いた」という事実だけでいい。サンプル数も少ないし、統計的にどうのこうのと言えるエビデンスではないけれど、何もヒントのない状況なのだから、経験的な話だけでもありがたい。

●スラミン(松の葉抽出物)

ジュディー・マイコビッツ博士が「スラミン」という薬を紹介している。アフリカ睡眠病に対する薬ということでWHOの必須医薬品リストにも収載されている薬だというが、日本での知名度はほぼゼロ。医者だって知らないだろう。

調べてみると、松の葉から抽出される成分だという。

スラミンの作用は、血液凝固カスケードの抑制作用と、RNAとDNAの複製/修飾を抑制する作用、この2つである。

コロナ（あるいはコロナワクチン）の症状として、脳梗塞、心臓発作、肺血栓、月経周期異常、子宮脱、出血過多月経などが挙げられるが、これらはすべて、血栓症が根本にある。だから、結局、血栓異常をしっかりストップすることができれば、コロナワクチンの被害も相当部分、食い止めることができるはずである。そこで、スラミン（松の葉）の出番となる。

さらに、マイコビッツ博士によると、スラミンは、ワクチン接種者から放出される病原体（スパイクタンパク）による感染にも有効だという。

「ひとつ屋根の下で一緒に暮らす家族が、コロナワクチンを接種してしまった」という人は多いが、こういう人にとって、松の葉茶は福音となるに違いない。

お茶を煮出すのがめんどくさい人には、こういった松葉エキスでも同じ効果が得られると思う。

松の葉抽出物がコロナに効くかどうか、実際の論文はおそらく無い。ただ、「効く」と断言しているのが、あのジュディー・マイコビッツ博士その人であるということ。

個人的には、もうこれだけで、説得力が倍増する。極めて優秀でありながら、CDCのファウチ所長にキャリアをめちゃくちゃにされた女性科学者。この人はコロナ騒動の初期から一貫してキーマンだった。

●炭

たとえばこんな論文がある。

『炭はコロナ感染の結果を改善するか？』

炭が解毒に効くことは昔から有名で、これがコロナにも効くのではないかと提唱する論文。有効性を証明した論文ではなく、あくまで「これこれこういう作用機序で効く可能性がありますよ」というだけの論文だけど、私も効くと思う。

農薬による自殺企図や睡眠薬のＯＤ（過量服用）などに対して、活性炭は救急現場で当たり前に使われている。

経口摂取すれば、毒物に吸着して腸からの吸収を抑える。

さらに、炭分子が腸から吸収されて、血液中にある毒物とも結合して排出してくれる。

コロナワクチンに含まれる訳の分からない成分（磁石につく成分やブルートゥースに反応する成分まで入っている）に対して、とりあえず活性炭を飲んでおくのは対処としてまず、間違いない。

炭はどんなものでもいいだろうけど、竹炭や麻炭がいいと思う。

ワクチン接種者が病気をまき散らす

校長の勇断に大拍手！

米国はマイアミの私立学校のレリア・セントナー学長が大きな物議をかもした。こう宣言したのだから――。

「当校ではコロナワクチンを接種したスタッフは雇用しません。接種してしまったスタッフについては、生徒からなるべく離れてもらいます。これは、〝コロナワクチンを接種した人が未接種者に悪影響を及ぼしている〟とのレポートを受けての対応です。

〝ワクチン接種者の体内からは何らかの有害物質が排出されており、これが女性の生殖系や子供の正常発達に悪影響を与える恐れがある〟とのことです。

実際、当校の身近にも、ワクチン接種者と一緒に過ごしたせいで月経周期の乱れを来した人が、少なくとも3人います。

したがって当校では、生徒を守るために、コロナワクチンを接種した教職員が生徒に近づくことを終日禁止します」

英断であり、かつ、適切だと思う。この校長、マスコミから攻撃されまくってるけれど、頑張ってほしい。

――「ワクチン接種者が周囲に病気をまき散らす」

これは陰謀論でも推測でも何でもなくて、ファイザー社の治験文書にははっきり書いてある。

「shedding《シェディング》」（病原体の体外への排出）の研究
「吸入による介入または皮膚接触による介入で暴露した後に妊娠した女性の例」

「吸入による介入または皮膚接触による介入で暴露した男性が、パートナーの女性を（排卵期の前後のタイミングで）病原体に暴露させた例」

ワクチンが感染症を防ぐどころか、むしろ感染症の誘因ではないか、という事例はいくらでもある。たとえばこういうの――。

「インフルワクチン、全員打っていたのに（病院で）集団感染」（2019年1月）

副院長は「予防接種の効果が乏しいのではないかと感じざるを得ない」と言っている。

いや、効果がない、のではない。原因なんだよ。いいかげん、気づきましょうよ。

しかし、ワクチン打ってインフルにかかる程度で済めばまだいい。

コロナワクチンは、普通に死にますから。

ついに「自衛隊出撃」は雰囲気づくり

英国政府がこう言っている――。

「コロナ第3波により、ワクチンを2回接種した人のうち60～70％の人が死亡するか、あるいは入院することになるだろう」

アメリカも負けてはいない――。

「CDCが所管するワクチン副作用レポート・システム（VAERS）によると、コロナワクチンを接種した18～29歳の米国人は、インフルワクチンを接種した場合に比べて、11倍以上入院する可能性が高く、100倍以上死亡する可能性が高い」

一方、わが日本のニュースから――。

「ワクチンの副反応で仕事に出られなくなれば、1日4千円支給」

インフルワクチンの後遺症で仕事休んだからって、こんな休業補償、出ないよね？ということは、国はコロナワクチンの危険性を認めた、ってことでいいですか？（笑）

「コロナワクチン接種、自衛隊が設置と運営」

こうなるだろうな、と思っていた。すでにアメリカではコロナワクチンの配送に軍が関与しているから、日本でも同様の動きがあるだろうな、と。

自衛隊を動員――と聞いて、「怖い」と思わないといけない。今のところワクチン会場の設営と運営だけが彼らの任務だけど、そのうち各家庭を訪問接種、なんてことになりかねない。しかし、「もっとワクチンの打ち手を増やせ！」とのお達しがあるらしく、日本政府も必死のようで……。

――「歯科医師、薬剤師、救急救命士もワクチンが打てるようにしていく」と。

いや、これね、歯医者さんと救急救命士はともかく、薬剤師まで動員ってところがすごい。薬剤師は、医療従事者ではあるけれど、患者に針刺すとか、やったことないと思うのだが。と思ってたら、もっとすごいニュースが飛び込んできた。

薬剤師どころか、医学部生、看護学部生もワクチンを打てるようになる、っていう。いや、学生に打たせるって、ほんまもんの学徒動員やん！（笑）

そこまでの緊急事態なの？　っていうツッコミは野暮で、とにかくそういうパニック感を演出して、「人員をかり集めてまで、日本政府は国民の皆様にワクチンをお届けしたいのです！」っていう雰囲気づくりだと思う。

みなさん、どうか、冷静にね。

インドの感染爆発はフェイクの極み

大手メディアは「インドで感染爆発」と、人々のコロナ不安を煽りたいようだけど……3

年も前の写真を流用とか、やっぱり仕事が雑だ。

ガス漏れ事故で死んだ人の写真を、コロナ死として流用。

こういう捏造は慣れっこだ。「もうええわ!」って突っ込むのも疲れた。

インド在住の女性が「誰一人死んでない」と暴露している。

個人が動画配信できる時代だよ! 当局がパンデミックを演出しようにも、ボロが出るに決まっている。マスコミには「もうやめとけよ」って言ってやりたい。


以下、コロナワクチンの被害を挙げていこう――。

「きのう心臓発作が起きました。もともと心臓はまったく正常で健康でした。でも先週ファイザー製ワクチンを受けたんです。このワクチンのせいで心臓の合併症が起きるという報告がありますね。何か他に原因がある可能性は除外されました。このワクチンのせいで起こったとしか、もう考えられません」

『ペンシルバニアの女性、ファイザーワクチン初回接種後に麻痺』

『ナッシュビルの女性、ファイザーワクチン接種後に麻痺』

死亡症例は悲惨だけど、なんというか「死人に口なし」で、亡くなった人の気持ちを聞くことはできない。でも、重篤な後遺症でとどまった人は、少なくとも死んでいないから、今の気持ちを語ることができる。

「ワクチンで死んだ」というのはインパクトがあるけど、私たちはもっと、重い被害を受けた人の声を聞くべきだ。

「こんなことになるとは思わなかった」「打つべきじゃなかった」とか、体験からにじみ出る声だけに、力がある。

「邪魔者は消せ！」——コロナと政治の諸問題

国連にたてついた指導者の悲劇

コロナ関連のことは、書きたいことが次々と出てくる。

コロナがすっかり治まってくれれば、健康情報の発信にだけ打ち込めるのだけれど……。

——タンザニアのジョン・マグフリ大統領が２０２１年3月17日に死亡。享年61。

「ヤギの乳やポーポー（果物）でも陽性になる」とＰＣＲ検査の嘘をあばき、マスクの無意味さを主張し、ロックダウンを押しつけようとする近隣諸国を批判し、メディアのいわゆる「コロナ感染者数」のカウントを早くも２０２０年5月には中止し、さらに、コロナワクチンの購入を拒否……。

コロナ騒動を煽りたい一部の人々にとって、この大統領ほど不都合な存在はいなかった。そこで彼らは、動いた。

『タンザニアの反ワクチン大統領を黙らせるときがきた』

ガーディアン紙（2021年2月8日）の記事である。誰が書かせた記事か、しっかり署名がある。

――「ビル&メリンダ・ゲイツ財団」

圧力に屈しない政治家は、すぐさま殺す。こんな事例は、枚挙にいとまがない。

『ブルンジ、WHOを国内から追放。コロナ禍で大統領選挙実施へ』

東アフリカ・ブルンジのピエール・ヌクルンジザ大統領も毒牙にかかった。国連にたてつくと、〝彼ら〟の怒りを買うことになる。

『ブルンジ大統領、55歳で死亡。政府は心臓発作による突然死と説明』

気概のある政治家は、本当に死ぬことになる。運よく死なないとしても、スキャンダルを仕掛けられて政治家生命を絶たれるか。このどちらかだ。

日本にも気骨のある政治家はいる……数はとっても少ないけど。

『「ワクチンは殺人兵器」「闇の勢力が計画」県議が接種しないよう呼びかけ』

斉藤新緑・福井県議は「信念に基づいており、撤回するつもりはない」と堂々としている。

すごい人だ。でも大丈夫だろうか。これから各方面から攻撃されることは目に見えている。〝ワクチン仕掛人たち〟は、もはやなりふり構ってないから、あからさまなやり方で危害を加えてくるかもしれない。心配だ。

こういう本物の政治家は、ぜひ応援したい。

2回打ってもダメ、へたすると一生ワクチンのお世話に

製薬会社の草狩り場にされるニッポン

相変わらずの営業自粛、花見もダメ。ワクチンパスポートまで導入。〝当局〟の命令通りに政治家が動けば、こんなふうになっていく。残念ながら国政レベルの政治家に本物はいないようだ。

なんといっても、日本の人口を6千万に減らすと公言している人が次期総理候補ですから(次ページを参照してください。笑)

ちなみにワクチンカード、すでに導入が決定している国があるけど、カードはこんな感じ(これも次ページ参照)。

次期総理候補のお考え——

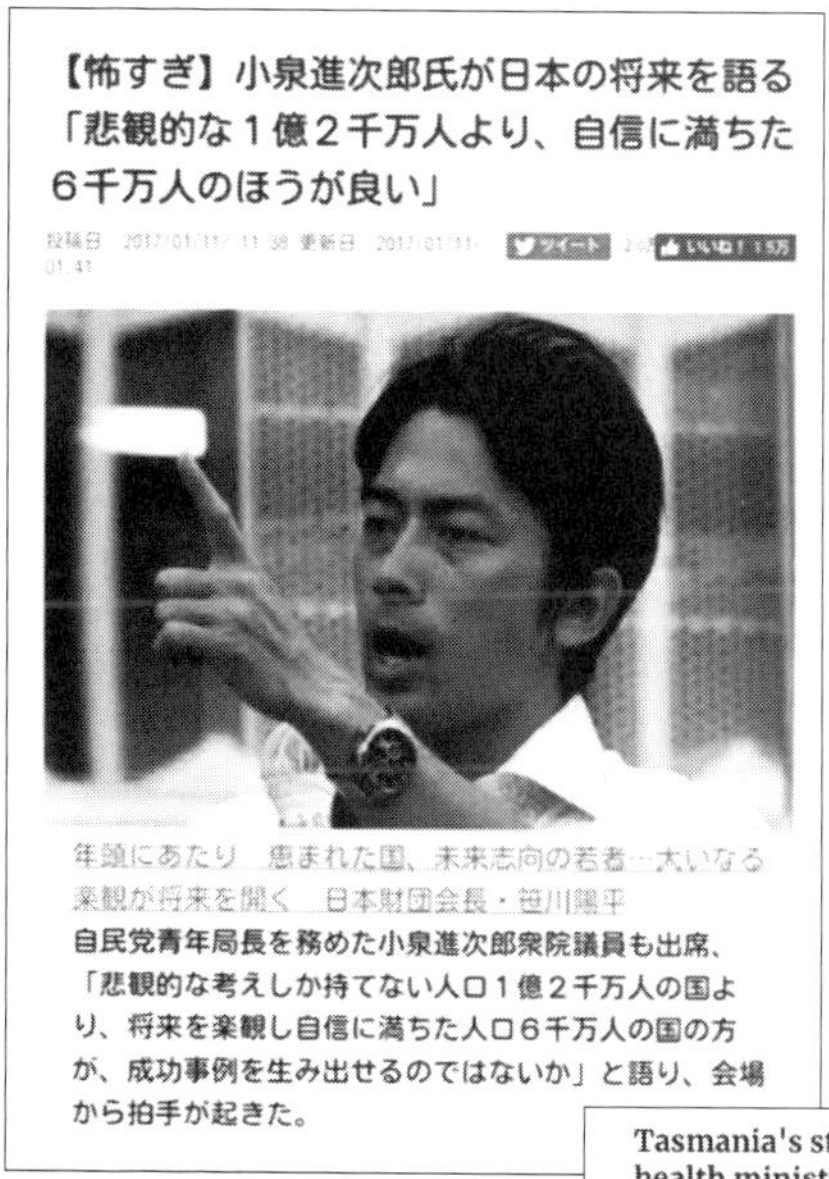
【怖すぎ】小泉進次郎氏が日本の将来を語る「悲観的な１億２千万人より、自信に満ちた６千万人のほうが良い」

投稿日 2017/01/11 11:38 更新日 2017/01/11 01:41　ツイート　いいね！1.5万

年頭にあたり　恵まれた国、未来志向の若者…大いなる楽観が将来を開く　日本財団会長・笹川陽平

自民党青年局長を務めた小泉進次郎衆院議員も出席、「悲観的な考えしか持てない人口１億２千万人の国より、将来を楽観し自信に満ちた人口６千万人の国の方が、成功事例を生み出せるのではないか」と語り、会場から拍手が起きた。

「悲観的な(＝自分でものを考えるから現状に批判的)1億2000万人より、自信に満ちた(＝なんも考えないから現状に満足) 6千万人のほうが良い」

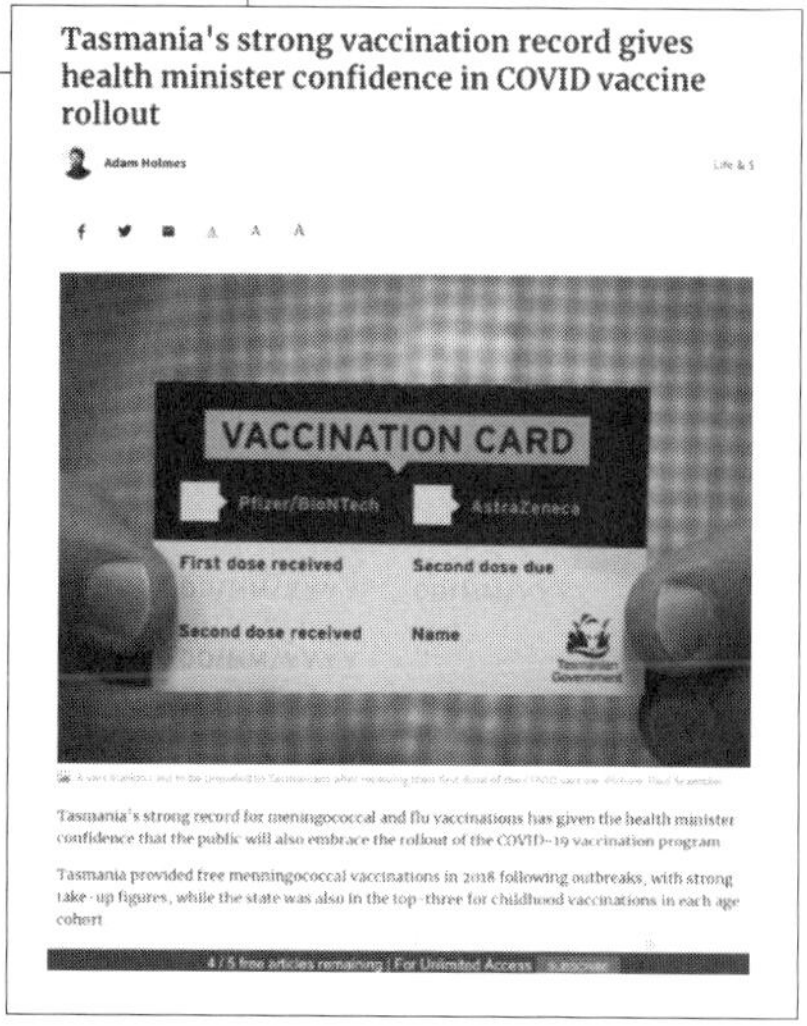
Tasmania's strong vaccination record gives health minister confidence in COVID vaccine rollout

Adam Holmes

VACCINATION CARD
Pfizer/BioNTech
AstraZeneca
First dose received
Second dose due
Second dose received
Name
Tasmanian Government

Tasmania's strong record for meningococcal and flu vaccinations has given the health minister confidence that the public will also embrace the rollout of the COVID-19 vaccination program.

Tasmania provided free meningococcal vaccinations in 2018 following outbreaks, with strong take-up figures, while the state was also in the top-three for childhood vaccinations in each age cohort.

4 / 5 free articles remaining | For Unlimited Access

これが全世界で導入を画策されている「ワクチンカード」

コロナワクチンの1回目、2回目の接種日の記載があって、さらに、2回目のワクチンの〝有効期限〟の記載もある。

どういうことか、分かりますか？

――2回打っても無罪放免ではない。定期的にずっと打ち続ける必要がある、ということだ。

誰がどう見てもわかるひどいアレルギー反応が出れば、さすがに免除になると思うけど、そうでない限りはずっと接種。たぶん……「死ぬまで」です。

しかし、アストラゼネカ製コロナワクチン、本当に酷い。

いや、ファイザー製とかモデルナ製がいいってわけではけっしてないけど、これらに輪をかけてひどい。

世界24カ国でアストラゼネカ製ワクチンが接種中止となった。さらにイタリアでは、アストラゼネカ製ワクチンによる死亡に対して、殺人罪で裁判が起こされた。

さて、世界中で総スカンのこのアストラゼネカ製ワクチン、日本政府はどうすると思いますか？

『アストラゼネカ製ワクチン、日本で生産開始へ』

日本は製薬会社の狩り場になっている。要らない薬の在庫処分場なのよ。なぜ外国はノーと言えるのに、日本は言えないのだ。
被害者の声はまだまだ続く——。

「3月6日にアストラゼネカ製ワクチンを受けました。翌週、少し鼻血が出ました。最初はそれがワクチンのせいだとは思っていませんでした。

でも接種から7日目に、月経周期の中ごろに生理みたいな出血が始まりました。血栓のことばかりが話題になっていますが、こういう出血もワクチンの副反応でしょうか？」

「友人のリンシーは先週の水曜日に2回目のワクチン接種を受けました。翌日の木曜日、彼女の授乳中の赤ちゃんが、頭からつま先まで、発疹だらけになりました。

その日の夜、どうにもならないくらいにぐったりしてきたので、すぐに救急外来に行きました。赤ちゃんは〝血小板減少性紫斑病〟と診断されました。様々な治療を受けましたが、どんどん体調が悪化し、入院5日目に亡くなりました」

母乳への悪影響という恐怖

コロナワクチンを接種していなくても、接種したお母さんの母乳を飲むだけで、赤ちゃんが死ぬ——。そんな報告も続々と寄せられている。

「友人宅を訪問しました。その人のお姉さんがごく最近、突然の心臓発作で亡くなったからです。そこでその人が言っていました。

『実はお姉ちゃん、数日前にコロナワクチン受けたばっかりだった』と。

でも、その友人もその旦那さんも、コロナワクチンを受けるつもりなんです。『もちろん受けたくないけど、仕事の関係で仕方ないの』と言っていました」

死ぬ可能性を考慮してまで受けなきゃいけない予防接種って、そもそも何なのだろう？

『元ボクシング世界チャンピオン、マービン・ハグラー、コロナワクチン接種後の副反応にて死亡』

リングの上では最強を誇った男も、コロナワクチンには勝てない。

「ニュース番組のスポンサーに製薬会社が入ってるっておかしいよね」と批判する、その当人が、「ワクチンを打った後に副作用が出たとか、死んだとか、そういうのが事実なら、ニュースで報道しないはずがない！」などと言う。

すべては〝出来レース〟——！

政治も科学もマスコミも、全部押さえられている。

「科学者を買収するのは、政治家を買収するのと同じくらいに簡単だよ」

カネにも威圧にも屈さない政治家が出てこないと、この国は本当に滅んでしまう。

まず、国民が目覚めないといけない。

言論統制から国民管理は既定の道か

言論封殺SNSは〝同じ穴のムジナ〟


ツイッター社が「バードウォッチ」なる通報システムを導入する。

要するに、ツイッター内での相互密告システムで、デマ（たとえば「クジラは実在しない。一見クジラのように見えるもの、あれは実はロボットで、政府が我々を監視するために作ったものだ」）を見たとすれば、それをツイッター社に手軽に報告できる。

まずはこのシステムがうまく機能するかどうか、試験的に運用するみたいだけど、そのうち本格的に始まるだろう。

目的は見え透いている。当局にとっての不都合な言論を〝抹殺〟するためである。

特に、コロナ禍のこの時期に導入される意味は？

当然、コロナワクチンに対する反対意見やワクチンによる副作用の声を「デマ」と認定し一掃することだろう。

つい先日、現職の大統領の言論を封殺する暴挙をやってのけた会社なんだから、反ワクチン派を取り締まるくらいは朝飯前だろう。

トランプのアカウントを停止して株価が大暴落したツイッター社である。各方面から「言論の自由の弾圧ではないか」との非難を浴びた。

こんなシステムを導入したら、やはり、批判の声が上がるだろう。株価もまた下がるだろう。それでも強行するというのは、相当に強気だ。

ツイッターもフェイスブックもアマゾンもグーグルも、〝同じ穴のムジナ〟だから、ツイッターに続いて早晩、本格的な締めつけが始まるだろう。

言論の自由がなくなっていく。ああ。

嫌なニュースばかりだと気が滅入ってしまう。

そこで……というわけでもないが、こんな情報を――。

『バイデンが大統領就任を宣誓した1時間後に、WHO（世界保健機関）がPCR検査によるコロナ陽性には擬陽性が多いことを認める』

『バイデンの就任宣誓から文字どおり1時間後に、WHOはPCR検査の高増幅（Ct値の高設定）によって大量の擬陽性が生じていることを認めた』

さらに、アメリカの情報番組「ニュース・マックス」から——。

『民主党、政策を一転して経済再開へ』

ロブ・シュミットという硬派の映画監督がこう評している。

「コロナのための行動制限はもはや不要となりました。不要というか、むしろ邪魔です。民主党が政府を完全に掌握しようとしているからです。つまり、すべてのロックダウン政策は終了となります。

ロックダウンは大役を果たしました。無数の企業を破壊し、数百万の人々を犠牲にしました。何のためか？　トランプ政権を終わらせるためです。トランプは追放され、任務完了。だから、もうロックダウンは要らないのです。

『アメリカ人のみなさん、お疲れさまでした。耐え抜いてくれてありがとう。お礼に1400ドルの補助金を支払います』といった感じです。もうすぐ支払われることでしょう。

ひとつ、はっきりしておきますが、政府高官はこうした計画を何カ月も前から知っていました。トランプ政権下での経済を壊滅させるためです。そして今は、バイデンの就任にあわせて経済を再開します。景気は浮上するでしょう。簡単な話ですね」

点と点をつなぎ合わせると——。

今後、世界的にコロナは、(少なくとも一時的には)一段落していくかもしれない。(御用)専門家はその理由を「コロナワクチンの接種が開始されたから」とするかもしれないし、「季節がだんだん温かくなってきたから」とするかもしれない(「PCRの設定＝遺伝子の複製回数を減らしたから」とは絶対に言わない)。

とにかく、バイデン政権(を背後で動かす人たち)としては、いったん経済を上向かせて、「ほら、バイデンのコロナ抑制策も経済対策もすごいでしょ?」と示したいわけだ。

同じように、日本の世論も「東京オリンピック容認」に傾いてしまった。きっと計画どおりに実施される。

もちろん、仮にそうだとしても、それは「ちょっと小休止」をくれるだけ。コロナを使ったアジェンダの進行は当然着々と進める。

〝反ワクチン〟というレッテル張り

とにかく国家による国民管理を進めるうえでワクチンはすごく便利だから、彼らも手放す気はない。一時的に〝コロナ感染者〟が減っても「ワクチン打たなくてもいい」とはならないし、マスク着けろだ距離をとれだの〝茶番〟は相変わらず継続だろう。

「死亡率1%未満の疾患に、なぜわざわざワクチンなの?」なんて素朴な疑問を挟もうものなら、〝反ワクチン〟のレッテルを張られて、ツイッターもつぶやけなくなるだろう。

いやはや、まったく分からない。

〝反ワクチン〟って言葉、いったい何なんだ？　こんなバカな言葉はない。〝陰謀論者〟という言葉と同じくらいバカげてる。

あのね、腕に針をぶっ刺されて、それで得体の知れないものを体の中に注入されるのだ。なんでそこに疑問を持ったらいけないのだろう？

コロナワクチン情報は「嘘も百回言えば真実になる」

あなたに選択を迫る狡猾な「心理テクニック」

どこで読んだか忘れたけど、お近づきになりたい女の子を食事に誘うときに「一緒に食事に行きませんか？」と声をかけるのはうまくない。

そうではなくて、たとえば「フレンチとイタリアン、どっちが好き？」と聞く。女の子が「うーん、イタリアンかな」と答えてくれたら、「オッケー！　じゃあ次の日曜日、お薦めのレストランがあるから一緒に行こう」とやる。

このように誘うことで、女の子がデートを受けてくれる確率が数倍アップするという。

ちょっとした心理学のテクニックだ。

「一緒に食事に行きませんか?」と正攻法では、しょっぱなで断られる可能性がある。そこをすっ飛ばして「フレンチか? イタリアンか?」といきなり核心部分の二択を問う。すでに食事に行くことが決まっているような雰囲気にしてしまうわけだ。

同様に、最初にいきなり「アストラゼネカ、ファイザー、モデルナ、J&J、どのコロナワクチンがいい?」と聞く。

この質問よりも先にあるべき、「コロナワクチン打ちますか?」という問いをスキップする。「当然打つもんだ」と決めてかかる。

こうすることで、この私でも、つい「どのワクチンにしようかなー」って選びたく……、……なるかよバカヤロー!(笑)

そもそも妙なテクニックを使わなくとも、女の子はいい男の誘いなら乗るだろうし、そうでないなら断るだろう。デートの誘いの成否が妙なテクニックひとつにかかっているとは到底考えられない。女の子はそんなにバカじゃない。

みなさんもバカになっちゃダメだよ。いきなり「ファイザーがいい? それともモデルナ?」と聞かれても、「はいはい、目くそ鼻くそね」とあしらうことだ。いや、こんな表現をしては目くそと鼻くそに失礼かもしれない(笑)。

アストラゼネカ叩きはビル・ゲイツの意趣返し

さて、アストラゼネカ製ワクチンに対するマスコミの扱いが、私にはつねづね疑問だった。

『米当局、アストラゼネカ製コロナワクチン治験の結果を疑問視』

『EU、アストラゼネカ社を提訴』

ファウチ『米国にアストラゼネカ社製コロナワクチンは要らない』

『アストラゼネカ製ワクチン、欧州で一時停止』

アストラゼネカ社は米当局やEU当局からやたらと目の敵にされている。なぜだろう、と思っていた。

治験データのごまかし（cherry《チェリー》 picking《ピッキング》＝都合のよいデータだけ採用）くらいはどの製薬会社もやっている。血栓症の発生率についても、アストラゼネカ製がやたら批判されているが、ファイザー製だってモデルナ製だって似たり寄ったりである。しかし、なぜかアストラゼネカ社だけが叩かれている。

この疑問に答えてくれた人がいる。以前、「コロナワクチンにプリオンが仕込まれているのではないか」という仮説を教えてくれたフリーライターのH氏である。

H氏いわく――。

「簡単に説明すると、ファイザーは２０１４年にアストラゼネカ社を６９３億ポンドで買収する提案をしました。しかしアストラゼネカ社はこれを拒絶し、交渉は決裂しました。

怒ったのはビル・ゲイツです。ゲイツは2002年からファイザー株を大量に保有する大株主です。つまり、ファイザー社は半ばゲイツの〝私物〟です。

コロナワクチンは『ファイザーかモデルナか』といった雰囲気ですけど、どちらにせよ、ゲイツの掌の上、というわけです。ゲイツとしてはアストラゼネカ社も傘下に置いて製薬業界への支配を強めたかったところ、強く反発された。そのときの恨みがあるんです」

――なるほど、おもしろい。

製薬会社とひと口に言っても、一枚岩ではない。世界中のマスコミが珍しくコロナワクチン批判をしたのも、ゲイツが恨《うら》みを抱くアストラゼネカ製ワクチンだったからだ。

結局すべては、ゲイツの指示のもとで動いている。

H氏――。

「おもしろい話ついでに、こんな話はどうでしょう。ドイツの活動家がこんな提言をしています。

『コロナウイルスを分離・純粋化でき、その存在を証明できるのならば、科学的証拠として文書にして送ってほしい。そしてそれが正当なものであれば、150万ユーロ（1億9600万円）を支払う。すでにその賞金も用意してある』

実はドイツでは、過去にも同様の問題提起がありました。医師のグループが『HIV（エイズ）ウイルスや麻疹（はしか）ウイルスの存在証明ができるのなら賞金を出す』と。そのときの賞金は日本円で1300万円でしたが、まともな論文はひとつも送られてこなかったそうです。今回のコロナウイルスの存在証明を求める活動家も、この医師グループとつながっています」

――これ、おもしろい試みではありませんか？

なぜなら、ウイルスが存在するのか／しないのかは、このパンデミックの基本中の基本。当初、中国・武漢の患者から採ったウイルスが新型コロナだと言っていたけど、でも結局それも後に撤回されてしまった。

厚労省も「正確な存在証明はできない」と堂々と述べているではないか。

そしてそうなれば、これも根本的な話だけれど、「では、存在証明すらできないウイルスのワクチンって一体何なんだ？」という疑問にぶち当たる。

これ、ドイツだけではなく、世界中の学者、研究者に対して挑戦状を叩きつけているわけです。しかも高額の賞金までくれる。

毎日テレビに出演してコロナ不安を煽るのに忙しい日本の教授や先生方も、ぜひこの証明に挑んでみるといい。我が国にも無数のコロナ患者があふれているという設定なのだから、ウイルスの採取に不自由はないはずだ。

ちなみに、このドイツのサイト、開設から1カ月以上経ったが、いまだに誰も存在証明できていないそうだ。

存在しないウイルス、あるいは少なくとも存在証明できないウイルスのために、ワクチン接種や外出自粛などが行われている。

一瞬信じられないような話だよね。

「大きな嘘であっても、それを何度も繰り返すことだ。そうすれば結局みんな、騙されるだろう」

ナチス・ドイツのゲッペルス宣伝相の言葉だけど、日本語では、誰が訳したのか、「嘘も百回言えば真実になる」という名訳がある。

これを地でいってるのが、今の世界なのだ。

「ワクチン接種中止嘆願書」を出しました

厚労省への嘆願書

参議院議員会館で行われた『新型コロナワクチン接種中止』を求める記者会見に出席して

きた（2021年6月24日）。

全国の医師、歯科医師、議員から署名を集め、それを厚労省に提出し、記者会見を行う。高橋徳先生はずいぶん以前からこの計画をあたためていて、私もそのことを聞いていた。署名を求められればもちろんするし、記者会見の場に同席できるならぜひともしたいと思っていた。しかし、2週間ほど前に徳先生から「記者会見の場でワクチンについて話してもらえませんか」と言われたときには、震えた。

冗談でも何でもない、厚労省への嘆願書である。マスコミを集めて「これだけ多くの医師がコロナワクチンに危機感を持っているんだ」と訴える場である。そんな重要な場で「ワクチンのことを15分ほど話してほしい」という。

私はコロナワクチンの危険性について、コロナ騒動の初期から一貫して警鐘を鳴らしていた。誰よりも力強く情報発信してきたという自負は、確かにある。しかし、「記者会見の場で、マスコミを相手に、文章ではなくて自分の生の声で、ワクチンの危険性を話す」となれば、ブログで好き勝手に吠《ほ》えるのとはわけが違う。それも「数百人の思いを背負って」――である。任務としては重すぎる。

それに、日々の診察に忙殺されている。スライド作成に捻出できる時間は、物理的に、ない。当然断るしかない。そう思ったが、口が勝手に動いていた。

「ぜひとも！　光栄です！　やらせてください」

こんなふうに、なぜか自分で自分を追い込んでしまうっていう……（笑）。

しかしスライドづくりには本当に悩んだ。どういう内容にしようか、具体的にイメージの出ないまま、悶々と時間だけが過ぎた。

そこで徳先生に相談した。すると先生、記者会見で話す内容の草案を見せてくれた。

「私はファクトだけを話そうと思っています。使うデータは基本的に、厚労省の発表する資料のみ。論文を引用するにしても、厚労省が参考文献に挙げている論文だけを使います。

相手の土俵で勝負します。

ワクチンの危険性を訴えるのに、ネット上にあふれる真偽不明の情報に頼る必要はありません。厚労省が発表しているデータ。それだけで、コロナワクチンの危険性は十分訴えられると思っています」

ネットで配信された6月24日の高橋徳先生の記者会見を見た人は、この言葉の意味がよく分かるだろう。

河野〝ワクチン〟大臣の「デマ断定ツイート」

さて当日、取材に来た記者が「デマを流す医者を信じないように、と河野太郎大臣が言っているが、これについてどう思うか？」と問うた。

これに対して、徳先生――。

「（私の主張する）４つのポイントは厚労省のＨＰから取ったデータです。厚労省のデータに基づいて、ワクチンは〝有害無益〟だと言っています。デマでもなんでもありません。出所は厚労省のＨＰです」

見事な切り返しである。

そう、厚労省は徳先生の主張をデマだと言えるわけがない。すべて厚労省のデータに基づいて、ワクチン接種の中止を求めているのだから――。

さて、では私はどうしたものか。徳先生の影響を受けて、「僕もできるだけファクトに基づいて議論を展開しよう」と思った。だから、たとえば「ワクチン接種を受けた人がスプレッダー（病気の感染源）になる」とか「ワクチン接種部位に磁石がくっつき、５Ｇによる悪影響が懸念される」といった情報は話すまい。

いや、もちろん、これらの情報にもそれ相応の根拠はある。ｍＲＮＡワクチン技術の開発者自身が「ワクチンシェーディングは起こる」と認めているし、磁石がくっつく報告は世界中にある。しかし少なくとも、論文で確証されたファクトではない。だから今回、この類の話は封印することにした。

某有名大学の教授が「ｍＲＮＡは体内ですぐに分解される。だからｍＲＮＡワクチンが長期に残存して悪影響を及ぼすことなどあり得ない」と断言しているのをネットで見かけた。

この教授は、今回のワクチンに含まれるｍＲＮＡが、シュードウリジンをメチル化して、簡単に分解されないように加工されたものであることを知らないようだ。

〝教授〟でもこの程度のレベルなのである。

すべてファクトで押し通す

そこで私はこう考えた。

「このあたりの基本的なファクトについて、記者会見の場を借りて指摘しよう」

——『すでに356人が死んでいる』（21年6月21日・厚労省ＨＰ）

接種中止を求める理由として、これだけで十分だろう。

これだけの人数が死亡し、さらに多くの人が重度の副反応で苦しんでいる。

それでも、ワクチン接種は止まらない。

それどころか、接種年齢を引き下げ、子どもにも打とうとしている。いや、すでに欧米では子どもたちが実際に死んでいる。

さらに厚労省は「妊婦、授乳婦、妊娠を計画している女性がコロナワクチンを打っても問題ない」としている。

危険だ！　看過していては無数の悲劇が起きる！

ここをいちばん強く訴えたい。

しかし、どのように伝えればいいだろう？

ファイザー社元副社長のマイケル・イードンの言葉は確かに説得力があるが、それはあくまで彼の経歴・役職に伴うものだ。ファイザー社が持つ極秘資料（たとえばコロナワクチンの動物実験の資料など）を暴露してくれればいいのだが、現状、彼はそういうデータを出していない。

つまり、彼の言葉には第三者による裏付けがなく、万人が認めるファクトとは言いがたい。だから、スライドには入れないことにした。

もっとも、この点については、「シンシチン（胎盤の形成に重要なタンパク質）がウイルスの表面タンパクに由来する」ことや、「シンシチンとコロナウイルスのスパイクタンパクが構造的に相同性が高い」ことを示す論文がある。

イードン博士の言葉を引かずとも、妊娠を考える女性にとってこのワクチンが危険なことが伝わるだろう。

次に声を上げるのはあなただ！

「論文などのファクトだけで」と思ったが、やはり「被害者の生の声を伝えたい」と思った。

――「ワクチン接種後、おなかの赤ちゃんが流れた」

欧米のＳＮＳにはそういう声が無数にある。そうした声のいくつかをスライドに入れることにした。

真偽不明のＳＮＳから引用しては、ワクチン推進派に批判の余地を与えることは分かっていた。だがそれでも、そういう声があることを伝えたかった。

赤ちゃんが流れたことへの無念、悲鳴、悔恨……。

生の声には、体温があり血が通っている。

論文のようなファクトばかりでは、伝わらないものがある。

そんなふうに、スライドを作った。私の記者会見がうまくいったかどうか、そのあたりは皆さんに判断いただくよりほかない。

もっとも、これは私だけの講演会ではない。高橋徳先生、池田利恵・日野市議会議員、谷本誠一・呉市議会議員とのチームプレイである。いや、そればかりではない。私たち４人以外、壇上にいた他の議員、医師らとの共同作業でもある。さらには署名を寄せた４５０人の熱意が生み出した記者会見でもある。

そしてこの４５０人は、あくまで今後の起爆剤である。

世の中には、すでにコロナワクチンのデタラメに気づいていながら、声を上げられない一般の人も多くいるに違いない。

次に声を上げるのは、あなたです。

みなさんの声が、巨大なムーブメントをつくります。

普通は10人も20人も亡くなれば、因果関係が不明であれ、問答無用で中止になるはず。

それなのに、延々と接種が推奨されている。

「おかしいじゃないか！　なぜ中止にならないのか？」

一人の声は小さいかもしれない。

しかし数千人、数万人の声は、小さくはない。

みなさんも私たちと一緒に声を上げませんか？

〔寄稿〕いしいじんぺい

私がコロナ「ワクチン」を打たない3つの理由

（2021年2月16日執筆）

『コミナティ筋注』なぜ打たないか

2021年2月からコロナウイルス「ワクチン」として医療従事者に注入が開始されたファイザー社の、その名も『コミナティ筋注』。

ご存じのように医療従事者は「優先接種」されたのだが、私は打たないことを選択した。

理由は3つ――。

❶メリットがないから
❷リスクが大きいから
❸そもそもワクチンではないから

――だ。順に説明しよう。

❶メリットがないから

新型コロナウイルス「ワクチン」にはメリットがない。
理由はこれも3つ――。

①多くの日本人が既に生《なま》ウイルスに暴露され免疫を持っているから
②既に世界的に収束に向かっているから
③イスラエルで感染者・死者が激増したから

――である。

雨がやんでから傘を差すような愚かさ

①の「多くの日本人が既に生ウイルスに暴露され免疫を持っているから」。
ワクチンとは本来、まだ暴露していないウイルスや細菌に対して免疫をつけるものだ。

新型コロナウイルスことSARS《サーズ》－ｃｏｖ－2は、ほぼ全ての日本人がすでに暴露していると考えられる。それは**感染対策など始まるずっと前の**2019年12月～翌1月にかけてだ。

昨シーズン（19～20年）のインフルエンザの流行は、年末年始からガクッと減ってほぼ消滅してしまった。

繰り返すがこれは**感染対策が始まるより2カ月前**のこと。いまだに「感染対策がインフルエンザを減らした」とのたまう人が多いが、時系列が逆だ。

この頃、インフルエンザ検査で陰性の風邪《かぜ》が流行《はや》っていた。私の診療経験では、インフルエンザに比べて高熱は出にくく、咳がしつこく長引く傾向があった。自分も昨冬かかったという記憶がある人も多いだろう。

この風邪はＣＯＶＩＤ－19であったと考えるのが自然だ。臨床症状・ＣＴ画像・高齢者の急変しやすさ、いずれも一致する。

この現象は日本だけではなく世界各地で起こっている。

文献的にも「２０１９年９月のイタリアの血液の10％以上から新型コロナウイルスの抗体が見つかっている」など、中国・武漢でのアウトブレイク以前に世界的にＳＡＲＳ－ｃｏｖ－２が存在したことが証明されている。[1]

インフルエンザが大きく減った理由は、この新型コロナウイルスによるウイルス干渉以外には見つからない（あるなら提示してほしい）。

そして例年、日本国内で約２０００万人が発症して１０００万人が受診するとされるインフルエンザが大きく減るためには、ウイルス干渉が国民の大多数で起こらなくてはならない。つまり日本では２０１９年12月～20年１月にインフルエンザが大きく減った事実が、日本人の多くが新型コロナウイルスに暴露されたことを意味する。

ということは、既にほとんどの日本人はＳＡＲＳ－ｃｏｖ－２の免疫を持っていることになる。それはその後、PCR陽性でも9割が無症状〜軽症である理由の一部を説明する。

日本人の抗体保有率は低いが、代わりに従来のコロナウイルスに対する細胞性免疫の免疫記憶を持ち、それはSARS－cov－2にも有効であることがわかっている。(2)

既に生《なま》のウイルスそのものに暴露されて免疫を持っているのだから、生ワクチンを接種済みと考えてもいい。

今さらワクチンを打つことは、1時間前に降ったにわか雨に傘を差すようなものなのだ。

2021年1月8日に全世界で〝ピークアウト済み〟

ワクチンを打っても感染・発症・重症化する

②の「既に世界的に収束に向かっているから」。
ではなぜ、その後も感染者・死者が出るのか？　という疑問が湧くかもしれない。

ウイルスに暴露済みであること、免疫があることは、必ずしも発症や重症化を防げることを意味しない。いったん免疫が獲得されても免疫力が低下すれば、感染も発症も重症化もすることはある。それはワクチンを打っても同じである。

不摂生すれば風邪は何度でも引くことは、多くの人が身をもって知っているはずだ。

日本のＰＣＲ陽性者数・入院患者数は２０２１年1月8日にピークを過ぎ、その後減少の一途である（２０２１年2月16日現在）。

このピークは先に挙げた２０１９年1月以前のシーズンのインフルエンザのピークとピッタリ重なる。

例年この時期は人の免疫力が低下しやすく、風邪が流行るのだ。

それは日本だけではない。北半球の多くの国でピッタリ同じ1月8日に感染者数・死者数ともピークアウトしている。各国の感染状況・感染対策の違いにまったく関係なく――。

これは冬至を過ぎ、日照が増えてくるという地球規模の理由でしか説明がつかない。

また、世界中ほとんどの国で感染者・死者が減少しているのは、一般に感染症は時間経過とともに免疫獲得する人が増え、免疫力が弱い人は残念ながら死に至り、病原体は共生するために弱毒化に向かう傾向があるからでもある。

２０２１年のこれから――。夏に向かい日照が増える北半球では基本的に発症・重症化は減り、冬に向かい日照が減る南半球では再び発症・重症化ともある程度増えるだろう。

それでも２０２０年より被害は少なくなるはずだ。

〝余計なこと〟さえしなければ……。

してはいけない〝余計なこと〟

こうして世界中がピークアウトするなか、例外的に感染者数・死者数を激増させた国が一つある。他でもない、ファイザー社の『コミナティ筋注』を２０２０年12月19日に開始して、ほとんどの国民に注入し終えたというイスラエルである。

１月20日にピークアウトこそ迎えたものの、まだ１日の感染者数はワクチン注入開始前12月18日の２倍以上、死者数は注入開始前の３倍以上出ている（21年２月16日現在）。まだ多くが接種していない他の国が感染者・死者を減らしているのにイスラエルが増やしているのだから、ファイザー社の『コミナティ筋注』注入が〝余計なこと〟であった可能性が大だ。

ちなみに「ワクチン」未注入のお隣のパレスチナでは同時期に感染者・死者とも減少している。

そんなことはおかしい。『コミナティ筋注』は95％有効の論文が出ているではないか？（３）

確かにおかしい。では事実がおかしいのか？　それとも論文がおかしいのか？

『ブリティッシュ・メディカル・ジャーナル（英国医師会雑誌）』の副編集長ピーター・ドーシ（Peter Doshi）博士は「論文がおかしい」と言っている。さまざまな統計トリックを使って、95％有効という数字をでっち上げた疑いがあるというのだ。（４）

信頼性が低いどころか、危険な恐れも

❷の「**リスクが大きいから**」を説明しよう。

イスラエルの事実、そしてその有効性を謳《うた》う論文が捏造《ねつぞう》に近いものであるという疑いから、ファイザー社の『コミナティ筋注』の信憑性はとても低いと言わざるを得ない。

さらに有効でないだけでなく、危険である恐れさえある。

アメリカでは既に3000万人以上が『コミナティ筋注』を中心に「ワクチン」を注入され、うち1170人が死亡したと報道されている。

接種開始から2カ月以内の死亡率は0・003％とのこと（死亡1170人・死亡率0・003％の数字は21年2月11日のCDCの報告だ。複数のメディアがCDCのスクリーンショット付きで同じ数字を報じている。接種人数は死亡者1170人÷0・003％＝3900万人。CDCサイトは既に更新されその数字は見当たらない。現在の数字は2月14日までの報告とされ、死者934人・死亡率0・0018％とのこと。これでもまだ日本の70代のPCR陽性死亡率を上回る）。

これを高いと考えるか、低いと考えるか？

メリットを上回る「死亡リスク」

新型コロナウイルスの死亡率と比較してみよう。

前述したように、SARS－cov－2は既に日本人の大半が暴露されている。そして検査されカウントされるようになってから1年、PCR陽性者の死者数は2021年2月14日までの報告で6950人。これを日本の全人口で割った死亡率は0・005％になる。数字だけ見ると、『コミナティ筋注』注入後の死亡率より、コロナ感染の死亡率の方がわずかに高く見える。

しかし、『コミナティ筋注』の死者数は2カ月以内。日本の死者数は1年間である。また『コミナティ筋注』の死者数は直接死因として疑われているものだけなのに対し、日本のコロナ死者数は死後検査も含めたPCR陽性死者数であり、20年6月18日の厚労省通達以降、熱中症や老衰や事故死や自死も〝込み〟の数字である。

また『コミナティ筋注』の死者は健康な若い人の死も複数報告されているが、日本のCOVID－19の死者は80歳以上の持病を持つ人が大半である。

年代別人口あたり死亡率を計算すると、2カ月間平均の死亡率が『コミナティ筋注』の死亡率0・003％を超えるのは80代以上だけ。70代でも『コミナティ筋注』の死亡リスクの方がPCR陽性死亡率の2倍高い。

仮に『コミナティ筋注』が有効でＣＯＶＩＤ－19の死亡を〝100％減らす〟としても、日本の80歳未満ではそのメリットより『コミナティ筋注』で死亡するリスクが高いということだ。

また、これはあくまでも『コミナティ筋注』注入開始から2カ月以内、そのほとんどが注入から数日以内に異常をきたして死亡、それが報告された例に限った数字であり、長期的リスクに関しては何のデータも存在しない。

一説には14週間を経過後、『コミナティ筋注』のｍＲＮＡによって作られたスパイクタンパク質によって自己免疫疾患を発症し、なかでも胎盤形成が障害されて不妊になると言われている。

その真偽のほどは定かではない。なぜならまだ14週間経っていないからだ。だから誰も否定できず、安全だと言うことはできない。それはリスクが「ある」ということだ。安全かどうかわからないものは、安全だとは言えない。

そもそも従来のワクチンでも、生ワクチンは死亡率を下げるが、不活化ワクチンは全体の死亡率を大幅に上げることが報告されている。(5)

ＣＯＶＩＤ－19の死亡率だけでなく、接種した人と接種していない人の健康状態や死亡率を比較しなくては、「打った方がいい」とは言えない。

似て非なるものを「ワクチン」と連呼する政府・マスコミ

似て非なるもの

さてそれでは、❸の「そもそもワクチンではないから」とはどんなことか？

実は、ファイザー社の『コミナティ筋注』はそもそもワクチンではない、などと言うと、驚く方も多いだろう。

政府・マスコミは「ワクチン」と連呼して接種を呼びかけているが、『コミナティ筋注』はワクチンとは似て非なるものだ。外見や呼び名が似ていても、本質的には全く異なるものがこの世に数多く存在する。『かにかま』はカニではなく、『うなじろう』にウナギは含まれず、いわゆる『オネエ』はお姉さんではない。

ここまで「ワクチン」とカギカッコをつけ、「接種」ではなく『注入』と言ってきたのには理由があるのだ。

そもそもワクチンとは何か？

ワクチンとは、弱毒の病原体そのもの（生ワクチン）あるいは病原体から作られた無毒化あるいは弱毒化された抗原（不活化ワクチン）を投与することで、感染症に対する免疫を獲得することを促す薬剤である。

『コミナティ筋注』には弱毒化されたウイルスも、その抗原タンパクも含まれていない。英名は「COMIRNATY」。COVID－19、mRNA、コミュニティ（community）、免疫（immunity《イミューニティ》）という用語を組み合わせた製品名。スペル的にはどちらかというと「コミルナティ」と発音されるべきで、コミュニズム（共産主義）とイルミナティを彷彿《ほうふつ》とさせられるのは私だけだろうか？

主成分はmRNA、すなわち遺伝子である。

つまり『コミナティ筋注』はワクチンの定義から外れる。免疫系はあくまでもタンパク質を学習して抗体を産生するのであって、mRNAを学習することはない。

mRNAは本来コロナウイルスが作らせるべきスパイクタンパク質を人体に作らせるが、それがいったい何を意味するのか、まだ未知数である。

ファイザー社はじめワクチンを製造する製薬各社は、ワクチンによって何があっても責任を問わないことを各国政府に了承させている（有効性にも安全性にも自信がないからだろう。あなたは食べる前に「腹を壊して死んでも責任を問いません」と確約させる店で食事をするだろうか？）。

ブラジルのボルソナロ大統領はこれを評して「ワクチンを打って翌朝ワニになっていたとしても文句は言えない」と言った。

ウソをつきとおしてまで強行する〝裏の目的〟

ワクチン〝注入〟を強制する理由

ではそもそも、なぜｍＲＮＡを注入するのか？

「コロナウイルスのタンパク質は変異が多いからだ」と言う専門家がいる。

しかし、タンパク質が変異するのはあくまでその設計図である遺伝子が変異するからで、まったく理由になっていない。

言い訳がウソであるからには、裏には〝真の目的〟があるはずだ。

「人体実験」「社会的実験」と推測する人もいる。

だけどそれは違う。

実験は、必ず比較対象を必要とする。薬物なら、投与した人と投与しなかった人を比較して、その有効性・安全性を確認する――それが実験だ。

比較しなければその薬物が有効なのか有害なのか、判定のしようがない。

マスクもロックダウンもしないスウェーデン、ＰＣＲもせず普通に経済を営むタンザニアがあるから、私たちはそれらの「感染対策」が有害無益であったとわかる。

ところが『コミナティ筋注』をはじめコロナ「ワクチン」の多くは対照群を設けずに、法的にであれ同調圧力であれ、半ば強制的に全員に注入している。

これでは実験ではなく、単なる『実施』である。

全員に打たせようとするのは、打った人に被害が出て、打たない人が無事であったら「ワクチン」が被害の原因であるとわかってしまうからだ。

それを「実験」と呼ぶ者は科学者としてまったく信用できない。

その目的が何なのか、私には確認するすべがない。

よく「陰謀論」と呼ばれる分野で話題になる「地球人口削減」のために多くの女性を不妊にさせる目的か？　「ＣＯＶＩＤ」の真の意味は「Certification Of Virus ID（ウイルスＩＤの認証）」と言われるような「管理社会」をもたらすためなのか？　私には分からない。

もし仮にそうだとしても、打たせる側でそれを正直に認める人はいないだろうし、認めたなら誰も自分や家族に打たせないだろう（『コミナティ筋注』が作らせるスパイクタンパクが胎盤の形成を阻害することをリークしたファイザー社の元副社長マイケル・イーデン氏のツイッター・アカウントは凍結されたそうだ）。

ただ少なくともウソをついて隠しているからには、私たちの幸せにはつながらない、ろくでもない目的であることはわかる。

日本ではコロナウイルスによって、（あえて言うが）たかだか年間数千人の高齢者が死亡する程度である。それは日本社会にとって問題ですらなく、「生老病死」はこれまでもずっと繰り返されてきた自然の摂理だ（〝ピンピンコロリ〟が理想なら、〝ピンピンコロナ〟でもいいはずだ）。

しかし仮に『コミナティ筋注』が女性たちを不妊にすれば、全員が接種された国や民族は絶滅することになる（日本はそれでなくても不妊症の増加に歯止めがかからないのに）。

『かにかま』や『うなじろう』は安価にカニやウナギの美味しさを提供することを目的としている。『オネエ』はその人の生き方であり、その目的は明確である（私はその存在をまったく否定しない）。

だが一方、『コミナティ筋注』はじめコロナ「ワクチン」の目的は得体が知れない。

――以上、

❶メリットがないから
❷リスクが大きいから

❸そもそもワクチンではないから

これら3つの理由から、ファイザー社の『コミナティ筋注』その他のコロナ「ワクチン」を打たない。

それが私の選択である。

（いしいじんぺい　医師。note：日々予め幸せ　twitter@jinpeiishii　Facebook:いしいじんぺい　で情報発信中）

参考文献

1) Apolone G. et al. Unexpected detection of SARS-CoV-2 antibodies in the prepandemic period in Italy. Tumori.2020 Nov
2) Sokal A. et al. Maturation and persistence of the anti-SARS-CoV-2 memory B cell response. Cell 2021 Mar
3) Polack F. et al. Safety and Efficacy of the BNT162b2 mRNA Covid-19 Vaccine. N Engl J Med 2020 Dec
4) Doshi P. Pfizer and Moderna's "95% effective" vaccines-we need more details and the raw data. thebmjopinion 2021 Jan
5) Fisker A. et al. Co-administration of live measles and yellow fever vaccines and inactivated pentavalent vaccines is associated with increased mortality compared with measles and yellow fever vaccines only. An observational study from Guinea-Bissau. Vaccine 2014 Jan

成甲書房・記／本書初版88～102ページの「私がコロナ『ワクチン』を打たない3つの理由」以下は、中村篤史先生の執筆記事ではなく、メディアプラットフォーム「note」へのいしいじんぺい先生の投稿記事を小社編集部が誤認して収載したものでした。両氏および購読者の皆様に深謝いたします。尚、同記事はコロナワクチン問題の核心を衝いた内容と考え、いしい先生の許諾を得て第二版にも収録いたしました。

〔おわりに〕船瀬俊介

ワクチンを打ってしまった人もあきらめない

菜食、少食、日光浴……そして笑いと感謝

あなたが〝生き残る〟ために

「――知らないほうが……幸せかもしれない――」

私は胸が痛む思いで、本書の表紙に記しました。ワクチンを告発したキャリー・マティ医師も「一度打ったら後戻りできない」と、涙を浮かべて訴えています。

しかし、私は、ワクチンをすでに打たれた人にも、生き抜いてほしい。

以下は〝生き残るための智慧〟です。

「恐怖」ではなく、「希望」を胸に、真摯に前向きに、取り組んでください。

密かな動物実験の結果

「接種した人は2年以内、遅くとも3年で死ぬ」（マイケル・イードン博士）

「希望はない。2年で死亡する」（リュック・モンタニエ博士）

このようなコメントを知れば、目の前が真っ暗になるのも当然です。

しかし、これらは動物実験を前提に、語っているのです。

中村篤史医師が本文で述べているように、実験動物は暗い飼育室で、固形飼料を与えられて育っています。もともと、生命力の乏しい動物たちです。

だから、これをすべて人間に当てはめるわけにはいきません。

……それにしても、ワクチンを仕掛けた勢力も動物実験を、密かにやっていたのですね。

アメリカの内科医キャリー・マティ博士は、こうネットで告発しています。

「……ワクチン臨床試験は、私の人生で見たことがないほど予想外に加速しています。動物をスキップして、直接、臨床試験（ヒト対象試験）に、移行しています」

ところが、ファイザー社は元副社長イードン博士の勇気ある内部告発で、様々な動物実験を密かに行っていたことが判明しています。そして、これらが〝失敗〟したため、その結果を公表できず、隠蔽《いんぺい》したのです。〝失敗〟とは実験動物の〝全滅〟ということです。

ほとんどがワクチン注射で重篤症状に陥り、死亡したのでしょう。だから公表できなかった。公表すれば世界は大パニックになります。

そもそも、動物実験はなぜやるのか？　人間に危害を及ぼすか否か？　を実験動物によって判定するためです。動物のほとんどが死んだら、その時点で開発は即中止。当たり前です。

しかし、ファイザー社首脳は、隠蔽と続行を厳命した。

呆然としたイードン博士の顔が目に浮かびます。オー・マイ・ゴッド……。

それからの彼の逡巡と煩悩を思うと胸が苦しくなります。

そして彼は暗殺の危険を覚悟しながら、告発の道を選択したのです。

ロシアンルーレット？

このワクチンについて、状況証拠からいくつかロットで分類されていることは間違いないと思えます。A病院では接種者全員が副反応まったく無し。しかしB病院ではほぼ全員が発熱した……など、副反応が場所ごとで違いすぎるのです。

このワクチンが「治験中」であることを忘れてはいけません。

現在、〝仕掛人たち〟は、人類全体をモルモットにしています。

全世界が今日この時点でも、人体実験中なのです。

医薬実験には、必ずコントロール群が用いられます。比較対照群という意味です。

そこには、まったく無害の生理食塩水などが用いられます。

推測では5つほどのロットで、比較実験をしているようです。その一つが生理食塩水？

その注射を受けた人はラッキーです。しかし、逆に最悪の〝遺伝子ワクチン〟に当たった人もいるでしょう。まさに〝ロシアンルーレット〟……。

イードン博士によれば、実験動物も死亡原因の多くは免疫異常です。

わかりやすく言えば、免疫暴走（サイトカインストーム）で死亡している。

だから、まず第一に免疫力を強める。そんなライフスタイルが、あなたを救います。

緑茶、海藻、味噌、納豆のチカラ

コロナ騒動の初期から、日本人に極端に死者が少ないことが、世界の研究者の興味をひいていました。いわゆる〝ジャパン・ミステリー〟。

その理由を考察した海外の研究者たちの結論は意外なものでした。

緑茶、海藻、味噌、納豆などの日本の伝統食の抗ウイルス作用による……。

たとえば、昆布など海藻に含まれる成分フコイダンの抗ウイルス作用は、他の高価な〝特効薬〟とされる医薬品より、はるかに高かったのです。

ちなみに、韓国でもコロナ死が少なかった原因はキムチでした。

専門家の結論は「これら発酵食品による健全な腸内微生物が、強い抗ウイルス作用を発揮する」。

日本の高齢者は、これら伝統和食を日頃から食べています。

それが〝ジャパン・ミステリー〟を解くカギだったのです。

免疫力と排泄力を強化

免疫力を上げるライフスタイルのお勧めは日光浴です。

私は毎朝、シュロ・タワシで全身摩擦したあと、ベランダでの日光浴を日課としています。

コロナウイルスや〝スパイクたんぱく〟などへの抵抗力を発揮するのがビタミンDです。ご存じのように、ビタミンDは日光を浴びることで体内で生成されます。

タワシマッサージと合わせ、日課とすることをお勧めします
万病は、体内に溜まった異物〝体毒〟で発症します。コロナも〝スパイクたんぱく〟も同じ。体は本能的にそれを攻撃し、体外に排泄しようとします。

これが、免疫力と排泄力です。

免疫力は、和食と摩擦と日光浴が発揮します。

排泄力は、菜食と運動とファスティングです。

ファスティング（少食、断食）は、万病に劇的な効果を発揮します。

――「断食」は万病を治す妙法である――

古代ヨガの絶対奥義です。

――腹八分で医者いらず。腹六分で老いを忘れる。腹四分で神に近づく――

それは、コロナや〝スパイクたんぱく〟に対しても最強の力を発揮します。

笑えば寿命2倍、ボケ4分の1

心の持ち方も、コロナ時代を生き抜くうえで大切です。

まず、最悪は〝恐怖〟です。コロナ禍を仕掛けた勢力は、あなたの〝恐怖心〟を待ち望んでいます。そうした勢力は、その民衆の恐怖を糧《かて》として、肥え太るのです。

〝ワクチン仕掛人たち〟が、もっとも苦手とするのが人々の笑い声です。笑い声が聞こえてくると、〝彼ら〟は、黒い衣に顔を隠し、そそくさと立ち去っていきます。大衆の腹の底からの笑い声こそ、災禍を寄せつけず、退治する威力を秘めているのです。

笑いは、あなたの人生にも恩寵《おんちょう》をもたらします。笑う人の死亡率は、笑わない人の半分です。つまり、「よく笑う明るい人」は、ムスッとした人より2倍生きるのです（山形大学医学部報告）。

「笑わないお年寄り」の認知症リスクは、「よく笑う高齢者」の3・6倍です（福島医科大学報告）。

つまり、笑えば寿命2倍、ボケは約4分の1になるのです。

笑いも長息法の一種です。息を長く吐くほど寿命も長くなります。

「少食長寿、長息長命」――これは、東洋養生法の根本原理です。

試みに吐く息をゆっくり10まで数えるクセをつけてごらんなさい。手先がポカポカしてきます。冷え性、肩こり、白髪は、これだけで治ります。

感謝こそ〝奇跡の波動〞

もう一つ、大切なことがあります。

それが、感謝の〝波動〞です。

「波動医学」からいえば、私たち人体も波動エネルギー体です。

苦悩と病気は、その「生命」エネルギーを乱します。しかし、感謝の波動は、それらをみるみる整えます。

つまり、苦悩も病気も、感謝の波動で消えていくのです。それは、人生における最大・最強の〝奇跡の波動〞です。

コロナ禍を奇貨として、暮らしを、人生を見直すチャンスととらえましょう。

――以上は、私の希望というより熱望です。

あなたもお分かりのように、事態は予断をゆるしません。

これから、何が起こるか？　だれにも予測はできないのです。

だからこそ、私は、あなたに、自分自身のなかにある「生きる力」を信じてほしい。

絶望と恐怖を乗り越えて、一歩を踏み出し、生き抜いてほしいのです……。

〔了〕

史上最大の薬害事件——
真実は必ず明らかになる、
パンドラの箱は、必ず開く！

●厚労省HPより

第66 回厚生科学審議会予防接種・ワクチン分科会副反応検討部会、令和3年度第15回薬事・食品衛生審議会薬事分科会医薬品等安全対策部会安全対策調査会（令和3年8月4日）

新型コロナワクチン接種後の死亡として報告された事例の概要（コミナティ筋注、ファイザー株式会社）

1．報告状況

前回の合同部会（7月21日）以降、コミナティ筋注の副反応疑い報告において、医療機関又は製造販売業者から死亡として報告された事例が新たに84件あり、令和3年2月17日から令和3年7月25日までに報告された**死亡事例は計828件**となった。（中略）

2．専門家の評価

令和3年2月17日から令和3年7月25日までに報告された828事例を対象に、ワクチンと死亡との因果関係について、専門家の評価を実施。評価結果は以下のとおり。

因果関係評価結果件数

●ワクチンと死亡との因果関係が否定できないもの＝0件

●ワクチンと死亡との因果関係が認められないもの＝3件

●情報不足等によりワクチンと死亡との因果関係が評価できないもの＝825件

◉著者について

高橋 徳（たかはし とく）
医学博士・ウィスコンシン医科大学名誉教授。統合医療クリニック徳院長。神戸大学医学部卒。消化器外科医として従事後の1988年渡米。ミシガン大学助手、デューク大学教授、ウィスコンシン医科大学教授を経てウィスコンシン医科大学名誉教授。在米時に発表した論文は100本を超える。帰国後の2016年、名古屋市に「統合医療クリニック徳」を開設、東洋医学を含めた統合医療を実践している。

統合医療クリニック徳公式ＨＰ:
www.clinic-toku.com

中村篤史（なかむら あつし）
医師・ナカムラクリニック院長。信州大学医学部卒後、勤務医を経て神戸市にて内科・心療内科・精神科・オーソモレキュラー療法を行う「ナカムラクリニック」を開業。対症療法ではなく根本的な原因に目を向けて症状の改善を目指すオーソモレキュラー医学に基づいた栄養療法を実践。翻訳書に『オーソモレキュラー医学入門』（論創社）、健康雑誌『安心』に「食べて治すヒミツの医学」を寄稿している。

ナカムラクリニック公式ＨＰ:
clnakamura.com

船瀬俊介（ふなせ しゅんすけ）
ジャーナリスト、評論家。1950年、福岡県生まれ。九州大学理学部中退、早稲田大学第一文学部社会学科卒業。大学在学中より生協活動に携わる。日本消費者連盟の編集者を経て1986年独立。1996年に共同執筆した『買ってはいけない』が大きな反響を呼び、以後も主に消費者・環境・社会問題にかかわる分野の著書の執筆、講演活動を続けている。

船瀬俊介公式ＨＰ（メルマガ配信中）
http://funase.info/